PICC の教科書

失敗しない！ 挿入から管理までのポイント

監修　**岩田充永**
藤田医科大学病院 副院長

編集　**酒井博崇**
藤田医科大学保健衛生学部 講師

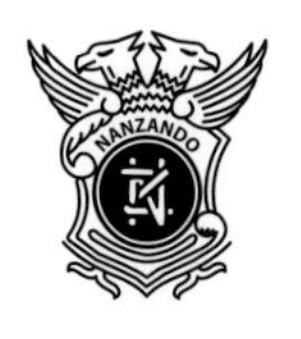

南山堂

執筆者一覧

監　修

岩田　充永　藤田医科大学病院 副院長

編　集

酒井　博崇　藤田医科大学保健衛生学部 講師／診療看護師

執　筆（執筆順）

酒井　博崇　藤田医科大学保健衛生学部 講師／診療看護師

伊東　昌広　藤田医科大学病院安全管理室 室長／ばんたね病院消化器外科 教授

三山　有正　藤田医科大学岡崎医療センター中央診療部FNP室 診療看護師

竹松百合子　藤田医科大学病院中央診療部FNP室 診療看護師

廣末　美幸　藤田医科大学病院中央診療部FNP室 診療看護師

永谷ますみ　藤田医科大学病院中央診療部FNP室 診療看護師

刊行のことば

「末梢挿入型中心静脈カテーテルPeripherally Inserted Central venous Catheter：PICC」は，CVポートなど，他の中心静脈カテーテルと比較し，比較的簡単に腕から挿入できるほか，感染リスクなどの面で大きなメリットがあること，また適切に管理すればカテーテルを長期間留置できることから，患者負担を軽減することが可能です．

そのメリットからPICCは海外で広く普及しており，日本でもさらなる普及率の増加が見込まれています．しかし，わが国での使用症例は，海外と比較すると未だに多くありません．一方，2010年にPICCがわが国で保険適用となった後，2015年には看護師が行う特定行為として実施可能となりました．こうした特定行為は，タスクシフティングとして厚生労働省が掲げる「医師の働き方改革」の観点からも期待されており，普及促進へ向けた足掛かりとなる可能性が示唆されます．

そこで，藤田医科大学病院でPICCを実践しているFNP（Fujita Nurse Practitioner）のメンバーとともに，PICCを取り扱うすべての医療スタッフを対象とした教科書を編集しました．医師のみならず，診療看護師やそれを目指す看護師に求められる知識・スキル，具体的に言うと，カテーテルの使い分けから，PICC挿入の手順，PICC留置中の管理・合併症対策までのポイントをわかりやすく解説しました．

本教科書の最大の特徴は，経験豊富な診療看護師が中心となって丁寧に解説された点にあります．写真で分かりにくい挿入手順・管理の解説については，Web動画とともにご覧いただくと一層理解が深まるでしょう．

本書が適切なPICC挿入・管理・合併症対策へ向けた教科書として診療看護師，医師等の医療スタッフの一助となること，そして，患者負担が少しでも軽減できることを願っております．

2021年7月

岩田 充永

序

PICC (Peripherally Inserted Central venous Catheter)は，末梢静脈から挿入できる中心静脈カテーテル(Central Venous Catheter：CVC)です．内頸静脈や大腿静脈から挿入する従来型のCVCは医師しか行えませんが，PICCは特定行為研修を修了した看護師であれば挿入が許されています．今までは医師が可能なタイミングを待ってCVCを挿入していましたが，PICCは医師からの指示書により看護師が挿入できるため，患者状態に合わせて実施することが可能となります．

筆者らは，NP養成大学院で特定行為研修を修了した看護師です．藤田医科大学病院ではFNP (Fujita Nurse Practitioner)として勤務しています．当院ではFNPが中心となり医師監督下のPICCチームを形成し，PICC挿入は医師から依頼を受け実施しています．その活動の拡がりが寄与し，2018年には当院のPICC使用は従来型CVCの使用を上回り，その８割以上をFNPが挿入しています．

この結果に至るまでには，安全面を最大限配慮するため，医師，看護師，患者等からの信頼を得る必要がありました．その背景には，幾度にもわたり重ねてきたチームディスカッションとともに，積み上げてきた多くの臨床経験があります．2021年度現在，FNPは研修を含め26名となり，PICCチーム内での指導体制も整備しています．

筆者らのPICC挿入に関する見解は，下記①～③にまとめられます．

①従来型CVCに比べ致死的合併症は少なく，患者のADL制限も少ない．

②ただトレーニングには時間を要し，ショックなど患者急変時は，末梢からの血管確保が困難であり，PICCが不適切な場合もある．

③中心静脈に留置することから侵襲的な処置であり，挿入前の適切な判断と，挿入後の経過観察と管理をするためのチーム連携が重要な鍵である．

このように，PICCはメリットがある反面，制約もあり，決して安易な処置ではないため，筆者らは医師と相談しながら慎重に実施しています．

今回，医師だけでなく，特定行為研修を修了した看護師，それを目指す看護師がPICCの挿入・管理等などの基本を学ぶ「教科書」として本書を執筆しました．内容には看護師の知識が浅いエコー，CT画像についても触れました．また，トラブルシューティング事例も取り上げ，困った時にどうするかを解説しました．PICCの挿入・管理のための知識を医学的視点，看護的視点から編集し，一冊にまとめています．本書が臨床での研鑽を積むときの教科書となり，患者への安全・安心な医療の提供にお役に立てれば幸いです．

2021年7月

酒井 博崇

CONTENTS

1 PICCとは何か 1

1 はじめに ……… 1
2 PICC についての基礎知識 ……… 3
A. 静脈ライン確保の目的と種類 ……… 3
B. カテーテルの種類と特徴～どう使い分ける？～ ……… 5
C. デバイス選択のアルゴリズム ……… 8
D. 輸液治療の教育基準と継続教育について ……… 10
column 1 医療安全管理におけるPICCの重要性！ ……… 12

2 PICC挿入前に知っておきたい基礎知識 14

超音波画像診断装置の使い方 ……… 14
1 超音波画像診断装置（エコー） ……… 14
2 エコーの原理 ……… 14
3 探触子（プローブ） ……… 17
4 gain（明るさ調節） ……… 17
5 depth（深さ調節） ……… 18
6 カラードプラ ……… 18
7 実際のエコー画像 ……… 18

胸部X線写真の読影 ……… 22
1 読　影 ……… 22
2 CT 撮像のメリット・デメリット ……… 29
3 診療放射線技師法 ……… 30

マキシマル・バリアプリコーション …… 31
1 手指衛生 …… 32
2 無菌操作 …… 33
A. 清潔操作 …… 33
B. 清潔野の作成注意点 …… 33

3 PICCの挿入手順 36

X線透視下におけるPICC挿入 …… 37
1 X線透視下によるPICC挿入の特徴 …… 37
A. 脈以外の血管への迷入を予防できる …… 37
B. 盲目的にガイドワイヤを挿入することで生じる合併症を防止できる …… 38
C. 適切な位置にPICCを挿入することができ，挿入後の調節などが不要 …… 40
2 X線透視下でのPICC挿入方法・注意点 …… 42
column 2 カテーテル挿入方法に関する用語の整理 …… 52

over-the-wire方式によるPICC挿入 …… 61
1 over-the-wire方式のPICC挿入の特徴 …… 61
2 X線透視下でのover-the-wire方式のPICC挿入方法・注意点 …… 62

ベッドサイド（非X線透視下）におけるPICC挿入 …… 66
1 ベッドサイド（非X線透視下）でのPICC挿入の特徴 …… 66
2 ベッドサイド（非X線透視下）でのPICC挿入方法・注意点 …… 68

column 3　右腕か？ 左腕か？ PICC挿入はどちらの腕から行うのがより安全か …… 73
column 4　近年のPICCの実績 …… 74

ベッドサイド（非X線透視下）におけるより安全な挿入方法 …… 76
1 磁場指標，心電図指標を用いた
シャーロック3CGの特徴 …… 76
A．磁場指標 …… 76
B．心電図指標（ECG法） …… 76
2 シャーロック3CGを用いたパワーPICC®の
挿入方法・注意点 …… 77
column 5　カテーテル先端の最適位置について …… 82

4 PICCの管理と合併症対策

85

PICC留置期間中の管理方法と観察ポイント …… 85
1 感染率の低減のために必要なこと …… 85
2 刺入部の管理 …… 87
3 側管など接続部に関する管理 …… 88
4 閉塞などのトラブルに注意 …… 88

PICCの合併症と予防・対処方法 …… 88
1 PICCカテーテル挿入時の穿刺・留置に伴う合併症と
予防・対処方法 …… 90
2 PICCカテーテル留置後に伴う合併症と
予防・対処方法 …… 102
column 6　PICCの海外での実績 …… 109

5 こんなときどうする？ トラブルシューティング事例 111

case 1 静脈穿刺に失敗した場合，困難な場合 ……… 111
case 2 ガイドワイヤが挿入できない場合 ……… 114
case 3 ガイドワイヤを進めることができない ……… 115
case 4 カテーテルを進めることができない ……… 115
case 5 ダイレータを穿刺して抜去する場合 ……… 116
case 6 介助者が不在のまま単独でPICC 挿入を行う ……… 116
case 7 カテーテル迷入 ……… 117
case 8 逆血が来ない ……… 117
case 9 動脈を誤穿刺してしまった ……… 118
case 10 拘縮していて挿入体位がとれない ……… 118
case 11 PICC 留置中に発熱した，CRBSIを疑う場合 ……… 118
case 12 ドレッシング材の交換について ……… 119
case 13 留置位置が変わる ……… 120
case 14 PICC が抜けてきた，患者がPICC を自己抜去した ……… 121
case 15 カテーテルを抜去している最中に抵抗を感じた場合 ……… 121
case 16 カテーテル脇からの出血が止まらない ……… 121

付 録 ……… 123
略 語 ……… 128
索 引 ……… 129

動画視聴について

1. 本書内のQRコードおよびURLにアクセスいただくと動画を視聴することができます．
2. 動画の視聴には，インターネット接続環境が必要になります．
3. 動画の著作権は，動画制作者または株式会社南山堂(以下「当社」)に帰属いたします．
4. 動画の全部または一部を複製・保存，改変，公衆送信，上映すること等は禁止いたします．また，QRコード・URL等の動画へのアクセスを可能にする情報を他者と共有することは禁止いたします．
5. 動画は，当社の判断により，事前の通知なく変更される場合がございます．
6. ご利用環境や動画配信システム，アプリ等の障害により動画が視聴できない場合，その他，動画視聴者または第三者に直接的・間接的被害が生じた場合について，著作者および当社は一切の責任を負わないものとします．

1 PICCとは何か

1 はじめに

PICC (Peripherally Inserted Central Venous Catheter)とは，主に上腕の末梢静脈からカテーテルを挿入し先端を中心静脈に留置する，中心静脈カテーテル(CVC)です．わが国では「末梢挿入式中心静脈カテーテル」「末梢挿入型中心静脈カテーテル」「末梢留置型中心静脈カテーテル」と複数の呼称があります．診療報酬で「末梢留置型中心静脈カテーテル」が使われています．

「挿入式」なのか「挿入型」なのか「留置型」なのか，特に論文や研究発表をする際にどの呼称を使うかは皆さんも迷われると思います．その際は，研究を指導してくださる医師，教員や，研究チームや仲間と十分に話し合うことをお勧めします．

CVCの呼称には臨床でもよく間違いが発生します．例えば「CVを挿入する」という使い方です．日本語に訳すと「CV (中心静脈)を挿入する」となり，不適切な日本語になります．正解は「CVC (中心静脈カテーテル)を挿入する」です．PICCも同じく「PICCカテーテルを挿入する」と言いがちですが，これではカテーテルを2回続けて言っていることになります．略語の意味を理解し，正確に使うことも大切です．気をつけましょう．

また，このPICCという用語に対して，従来の内頸静脈，鎖骨下静脈，大腿静脈より穿刺する中心静脈カテーテルをCICC (Centrally Inserted Central Venous Catheter)という言葉が用いられるようになってきています．輸液・

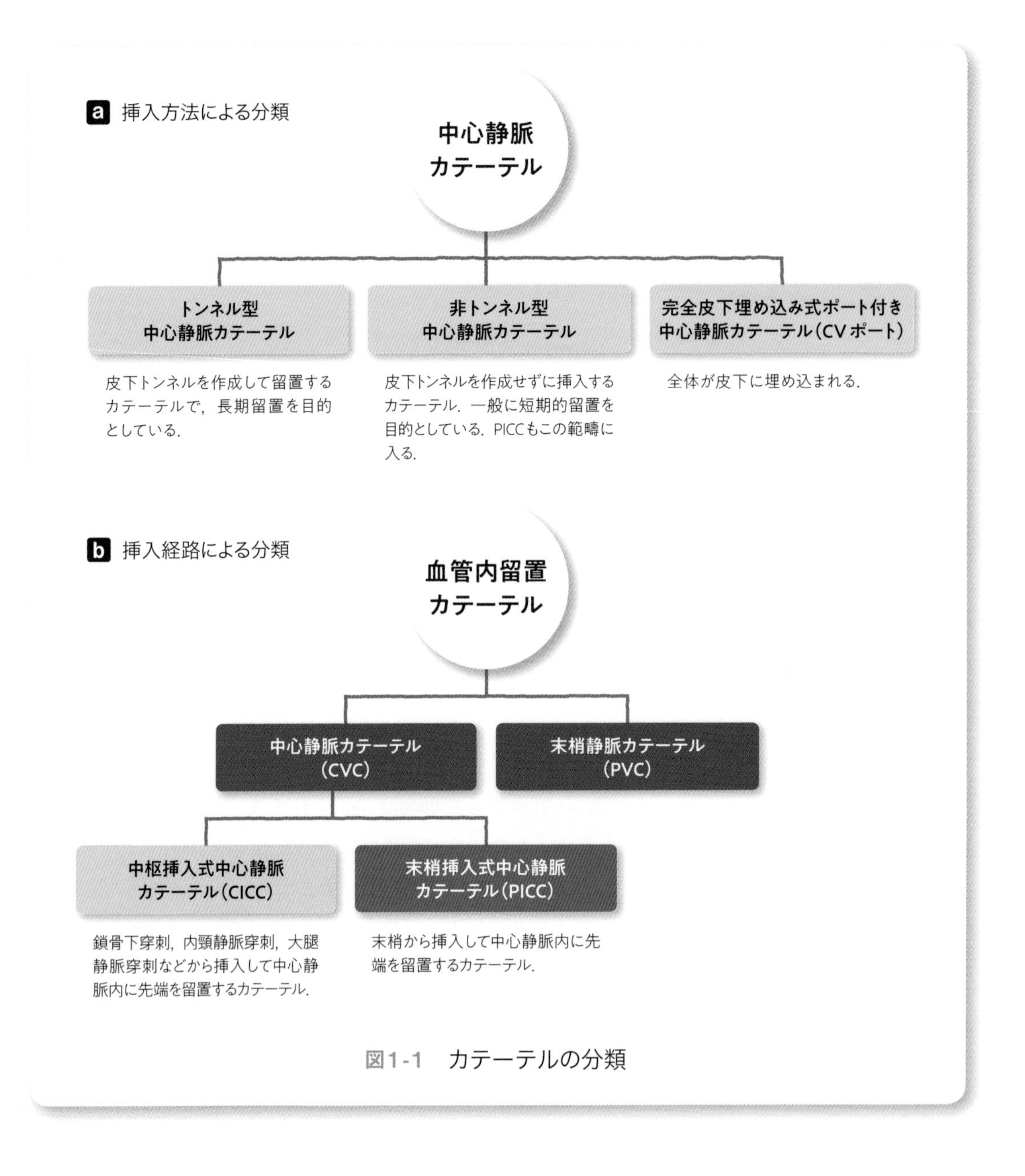

図1-1　カテーテルの分類

薬剤投与のために用いる中心静脈カテーテルの分類を**図1-1**にまとめました．

本書では用語を混同しないために「CVC（中心静脈カテーテル）」「PICC（末梢挿入式中心静脈カテーテル）」「CICC（中枢挿入式中心静脈カテーテル）」を用いることにします．一般的な末梢からの静脈ライン確保については「PVC（末梢静脈カテーテル）」を用いることにします．

またPICCは成人だけでなく，新生児，小児でも行われています．しかしその領域でのPICCは特殊であることから，本書では割愛しました．本書では，成人へのPICC挿入方法，管理方法について述べます．

2 PICCについての基礎知識

A. 静脈ライン確保の目的と種類

静脈ライン確保をする目的には①輸液治療(維持輸液, 高カロリー輸液, 血液製剤など), ②薬剤投与(循環作動薬, 鎮静薬, 鎮痛薬, 血管造影剤など), ③輸液治療の期間, があります. またこれに付属する目的として, モニタリング(中心静脈圧測定など), 静脈血採血などもあります.

これらの目的に応じて静脈ラインの種類を選択し, 使い分けています. 主な静脈ラインの種類と特徴について以下にまとめます[1] (**図1-2**).

1) 末梢静脈カテーテル : PVC (図1-2 a)

静脈ラインの中で, 最も一般的で簡易的な方法です. 目的に応じて, 針の種類や太さを使い分けて用います. 一時的な留置や, 緊急時であれば上腕の正中静脈でもよいでしょう. 持続的な使用を目的とした場合は, 日常生活に邪魔にならず, 観察しやすい前腕に留置するのが一般的です.

①輸液治療としては, 末梢静脈から投与可能な輸液の浸透圧比(生理的食塩水の浸透圧を1としたときの浸透圧の比率)は3.0が限度です[2, 3]. 血漿浸透圧は285 mOsm/Lですので, 高カロリー輸液などの855 mOsm/L以上の高浸透圧輸液は, 静脈炎や赤血球機能障害を引き起こす可能性があります. 高浸透圧輸液を持続投与する場合は, 太くて流速が早い中心静脈にカテーテル先端を留置する必要があります. また壊死性薬剤の持続投与, pH5未満またはpH9以上の輸液溶液の投与, その他血管収縮や細胞侵襲のリスクのある薬剤投与は末梢静脈からの投与は適しません[4].

②薬剤投与としては, 末梢静脈から投与できる薬剤の数には限度があります. 配合禁忌の薬剤の場合など複数の末梢静脈ラインの確保が必要になります. また, 血管漏出をした場合, 周辺細胞の破壊による壊死などの重篤な合併症をきたす可能性があります.

③PVCによる輸液治療の期間の上限は, 1週間を目安に患者の状態, 医療環境(実施者や医療危機など)を考慮した上で各施設の院内手順で規定することが望ましいとされています[4]. ここでいう輸液治療期間は, カテーテル本数にかかわらずPVCを用いた輸液治療の期間で, カテーテル1本の使用期間ではありません. また期間に限らず, 末梢静脈の確保が困難な患者では, 静脈注射の必要性を再度評価し, PICCなどの使用を検討することが推奨されています[4].

静脈血採血は, カテーテル留置後で輸液ルート接続前に行う場合があり

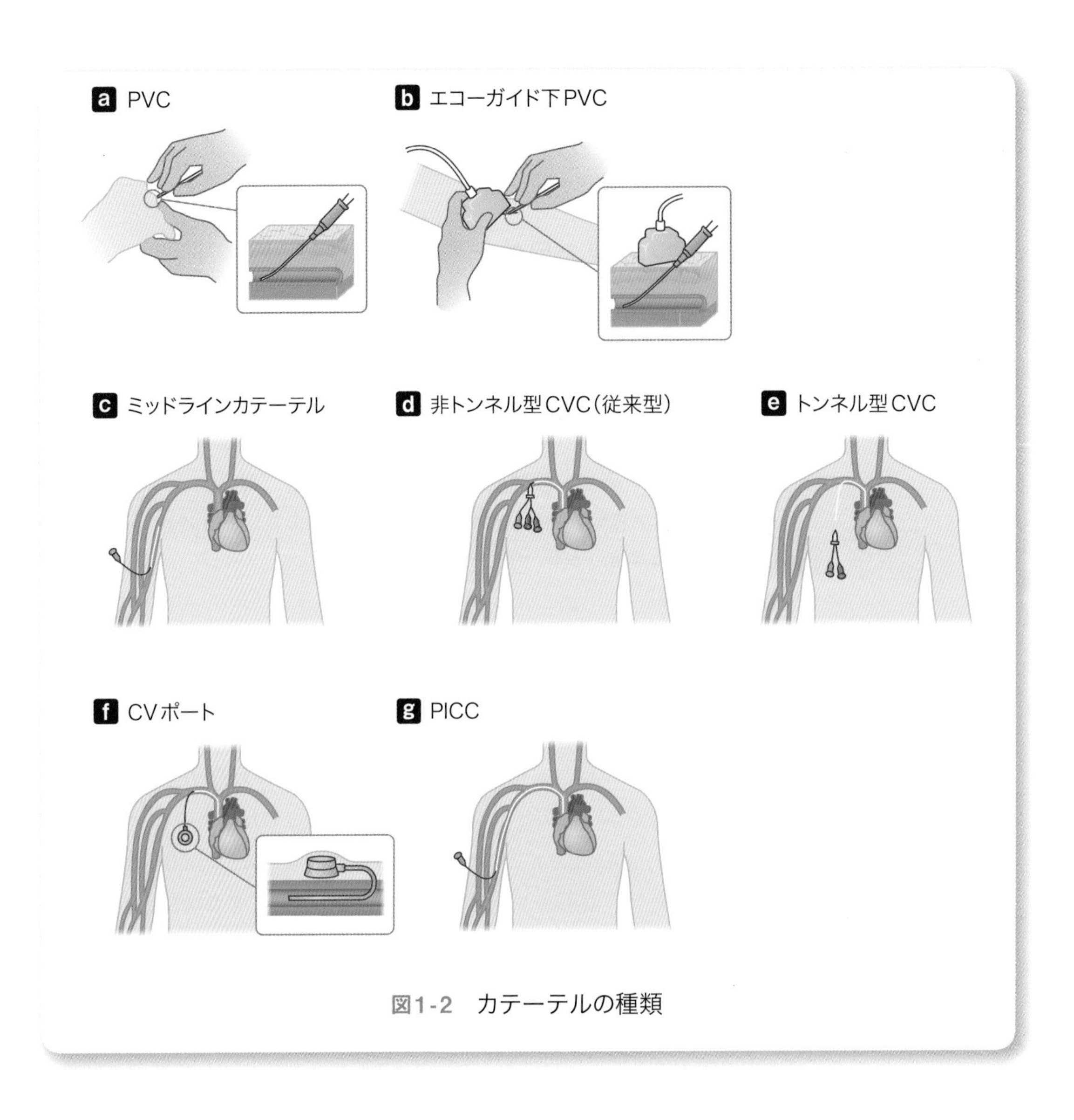

図1-2　カテーテルの種類

ます．これを行う際は，接続部分が不潔にならないように事前に十分な準備をしておくこと，またシーツなど周囲を血液汚染しないように防水シートを敷いて置くこと，できたら介助者をお願いし２人以上で行うことをお勧めします．

目視不可能な静脈に対しては，**図1-2b**のようにエコーガイド下でカテーテル挿入をすることも可能です．過剰な穿刺を減らすことや，末梢静脈ラインの確保が困難な患者に対してCVCを挿入する症例を減らすことができ，患者の負担軽減や医療安全に寄与します．

またPVCには，**図1-2c**のように上腕の静脈(尺側皮静脈などから穿刺し，上腕腋窩の手前に留置するミッドラインカテーテルがあります．カテーテルの先端は中心静脈に到達していません．中心静脈カテーテルとしての用途はないので注意してください．PICCカテーテルが何らかの理由で中心静脈まで進まなかった場合，末梢静脈ライン確保の目的でミッドラインカテーテルとして使用することはあります．

2）中心静脈カテーテル：CVC

PVCだけでは役割が果たせないときに，CVCを考慮します．

輸液治療：高浸透圧輸液（浸透圧比＞2.1）の投与

薬剤投与：血管痛や血管外に漏出した場合に重大な障害をきたす薬剤の投与

輸液治療の期間：長期間（目的に応じて短期間でも使用することもある）

①CICC（従来型の非トンネル型CVC）（**図1-2d**）

従来通常使用されている内頸静脈，鎖骨下静脈，大腿静脈に穿刺する非トンネル型のCVCです．内頸静脈や鎖骨下静脈から穿刺する場合は，気胸や動脈穿刺による気道閉塞などの致死的合併症を生じるリスクがあります．

②トンネル型CVC（**図1-2e**）

皮膚穿刺部位と血管刺入部位に皮下トンネルを作成するCVCです．留置には皮下トンネルを作成するための局所麻酔による小手術が必要となり，CICCよりも留置時間を要し，患者への負担もかかります．

③中心静脈（CV）ポート（**図1-2f**）

ポートと呼ばれる経皮的に針を穿刺する部分（セプタム）と，先端が中心静脈に留置されたカテーテルを接続し，全体が皮下に完全に埋め込まれたものです．セプタムに専用の留置針を刺すことによって静脈内投与を行うことができます．留置には一般的に（成人では）局所麻酔下の小手術が必要になります．

④PICC（**図1-2g**）

主に上腕の末梢静脈からカテーテルを挿入し先端を中心静脈に留置します．CICC挿入時に起こりうる致死的合併症を生じることはほとんどありません．

B．カテーテルの種類と特徴～どう使い分ける？～

わが国ではさまざまな種類のPICC用のカテーテルが発売されています．それぞれの特徴を理解し，正しく使うことが手技者には求められます．本項ではその種類と特徴について1）カテーテルの材質，2）カテーテルの先端形状，3）カテーテルの長さ調整について述べ，さらに4）共通の注意点について述べます．

1）カテーテルの材質

PICCにはシリコン製とポリウレタン製があります（**図1-3**）．

シリコンは血栓ができにくく，ポリウレタンはコーティングにより血栓ができにくく，どちらも長期留置に優れた素材です．

シリコンは軟らかい素材で，ねじれやよじれに強く，血管壁を傷付けることが少ないです．しかし張力が弱いため，薄く引き伸ばすことができません．内腔に厚みがあることで，流速を上げることができません．また，強い圧をかけると断裂を引き起こすことがあります．

ポリウレタンはシリコンに比べると硬い素材ですが，体内に挿入され温まると軟らかくなるという特徴があります．張力が強いので加工しやすく，薄く引き伸ばすことができ，広い内腔で流速を上げることができます．これによりポリウレタン製には，耐圧加工がなされたカテーテルがあり，そのカテーテルからは造影剤の高圧注入をすることも可能です．ただし，ポリウレタン製のすべてのカテーテルが耐圧性ではありません．使用する際は耐圧カテーテルであることを確認し，カテーテルによって最大注入速度が異なりますので，最大注入速度も必ず確認してください．例えば造影CTで肝臓の動脈相を撮影する場合，高圧で造影剤注入をするため，体系によってはカテーテルが適さない場合があります．最大注入圧，最大注入速度は，添付文書，商品によってはクランプに記載されています(**図1-4**)．ですがカテーテルの構造上，「最大注入速度が速いカテーテルは太い」ということもカテーテルを選択する上で重要であり，一長一短であるという知識は押さえておいたほうがよいと思います．

2) カテーテルの先端形状

カテーテル先端の形状には，先端が開口しておらずバルブが付いて閉じているクローズドエンド型(バルブ式)と先端が開口しているオープンエン

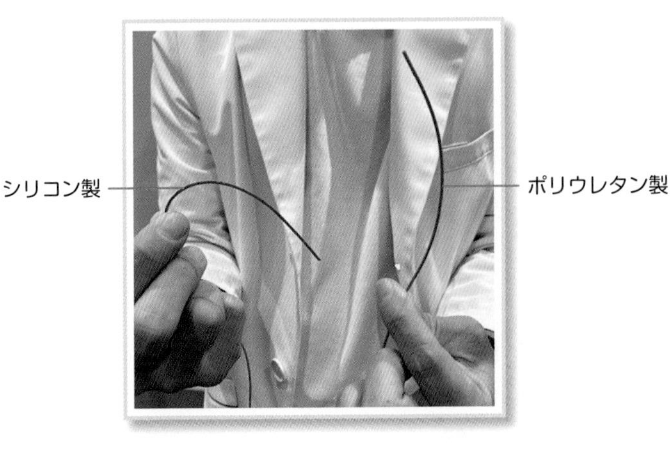

図1-3　シリコン製カテーテルとポリウレタン製カテーテル

ド型があります．

①クローズドエンド型：先端が丸く閉じており，先端近くに側口があり，そこがバルブ式（弁）になっています．薬剤を注入するとカテーテルの内圧が上がり（陽圧がかかり）バルブが外側に開き，逆に血液などを吸引する（採血など）とカテーテルの内圧が下がり（陰圧がかかり）バルブが内側に開きます．そして，陽圧も陰圧もかかっていないときは，バルブは閉じ（クローズド），血液が逆流して血栓が形成しにくくなっています（図1-5）．この構造によりヘパリンロックを必要とせず，生理的食塩水によるロック（生食ロック）が可能とされています．現在のところ前述したシリコン製の軟らかい素材により，このクローズドエンド型が可能となっています．

②オープンエンド型：①のような構造をしていないため，ヘパリンロックが推奨されています．しかし生食ロックの可否は議論を有するところだと思います．留置確認後すぐに輸液を開始する場合は，あえてヘパリンロックを使用する必要はないのではと考えます．

3) カテーテルの長さの調整

カテーテルの長さ（挿入長）の調整には①先端をカットして挿入する種類，②挿入して後端をカットする種類，③カットをしない種類などがあります．①に代表されるのがパワーPICC®（株式会社メディコン），②に代表されるのがグローション®カテーテル（株式会社メディコン），③に代表されるのがArgyle™ PICCキット（日本コヴィディエン株式会社）です．挿入方法，管理上の注意点が多少異なりますので，各種製品情報も参照して下さい．

4) 共通の注意点

PICCは主に上腕の末梢静脈から挿入し，カテーテル先端を中心静脈に留置します．そのためカテーテルの太さは3～5Frで，留置長は成人で約

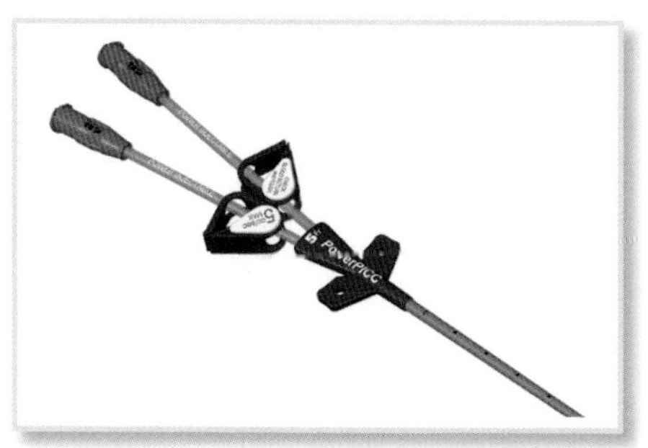

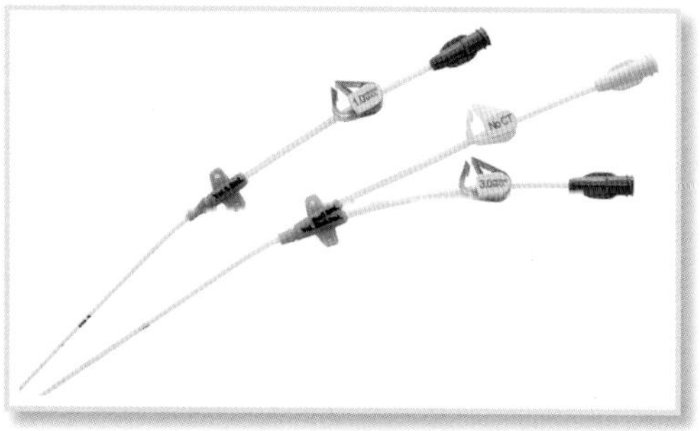

図1-4 カテーテルクランプに記載されている最大注入速度
左：株式会社メディコン，パワーPICC®，最大注入速度5.0mL/秒（カテーテルの太さ5Fr）
右：日本コヴィディエン株式会社，Argyle™ PICCキット，上の最大注入速度1.0mL/秒（カテーテルの太さ3Fr），下の最大注入速度3.0mL/秒（カテーテルの太さ4.5Fr，Distalルーメンのみ可）

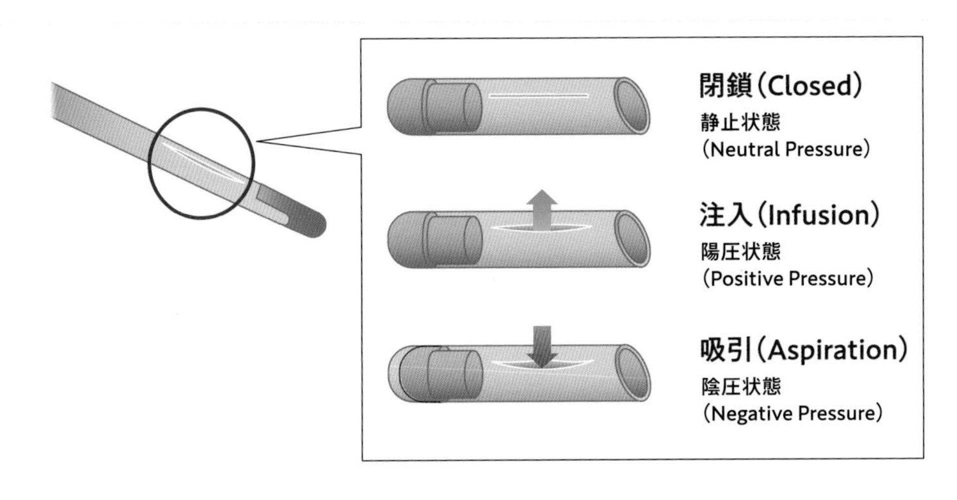

図1-5 グローション®カテーテルの開口部

(株式会社メディコン)

30～40cmになります．上記のようにシリコン製は圧に弱く，耐圧カテーテルでも最大注入速度は5mL/秒程度です．つまりPICCは，急変時の急速静脈注射，緊急薬剤の投与，大量輸液には適していません．急変時にはPICC使用中でも早期にできるだけ太めの末梢静脈カテーテル(20G以上)で輸液ラインを確保したほうがよいと考えます．

またPICCでも中心静脈圧(CVP)測定をすることが可能なものもありますが，PICCは長く細いカテーテルです．あくまで循環動態の静的指標の一データとして捉え，統合的に循環動態をアセスメントすることをお勧めます．

本項で述べたことは，素材や製品の特徴でもあります．通常，看護師でここまでの特徴を考えてCVC管理をすることはありません．しかし，特定行為において医師の指示で行っているものの，挿入を行う手技者として，素材や製品の特徴を知っておくことは必要だと考えます．管理に携わる看護師も一歩進んだアドバンスの知識として理解しておくことは非常に良いことですね．

C．デバイス選択のアルゴリズム

ここまでPICCの特徴を使用上の目的の観点からと，材質などデバイス自体の観点から述べてきました．以上を踏まえて「PICCを含めどのようにVAD(Vascular Access Device)を選択すればよいのか」について述べます．

日本VADコンソーシアムでは「輸液カテーテル管理の実践基準」において，デバイス選択アルゴリズムを提示しています[4]（**図1-6**）．PICCというデバイ

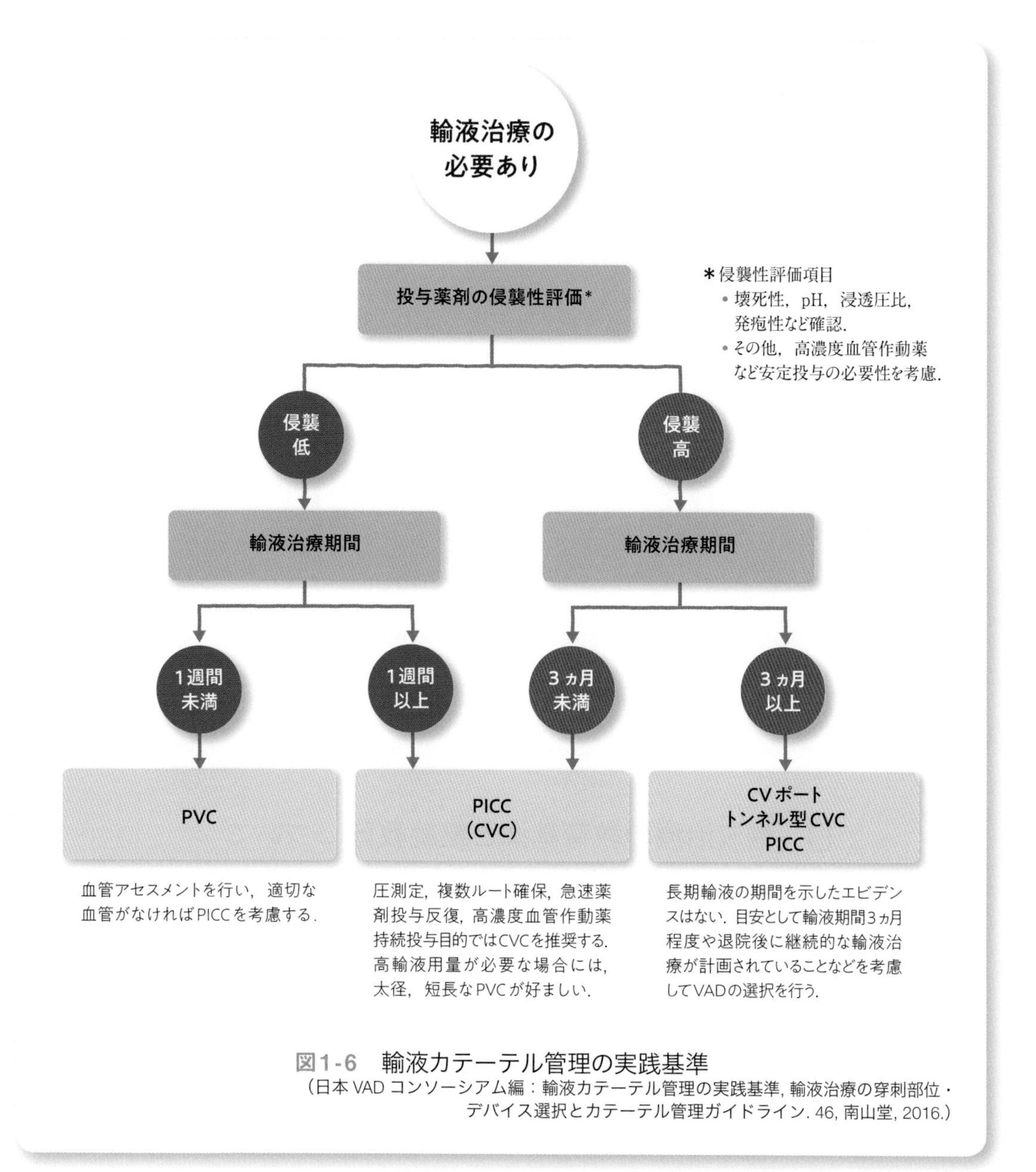

図1-6　輸液カテーテル管理の実践基準
（日本VADコンソーシアム編：輸液カテーテル管理の実践基準，輸液治療の穿刺部位・デバイス選択とカテーテル管理ガイドライン．46，南山堂，2016.）

スの選択肢があることで，輸液治療の幅は大きく広がりました．日本VADコンソーシアムでは，中心静脈からの輸液治療には挿入時および管理の安全性を考慮し，原則としてPICCを第一選択することが推奨されています．PICCを含めそれぞれのデバイスのメリットやデメリットを理解した上で，適正なデバイス選択ができることを期待しています．

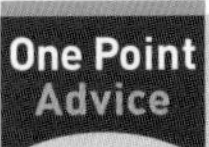

ガイドワイヤの特徴

PICCの構造の特徴はカテーテルだけではありません．挿入するためのガイドワイヤにも知っておくべき特徴があります．基本的に血管内に入れるカテーテル，ダイレータ（シース付きイントロデューサーを含む），ガイドワイヤなどは，生理的食塩水で濡らす，あるいは水通しをします．これは血管内への空気混入を避けるためと，潤滑をよくする目的があります．日本コヴィディエン株式会社のArgyle™ PICCに入っているガイドワイヤは親水潤滑コーティングがなされています（図1）．これに限らずガイドワイヤ全般にいえることですが，ガイドワイヤが進みにくい原因の一つに「ガイドワイヤの乾燥」がありますので，知識として押さえておきましょう．

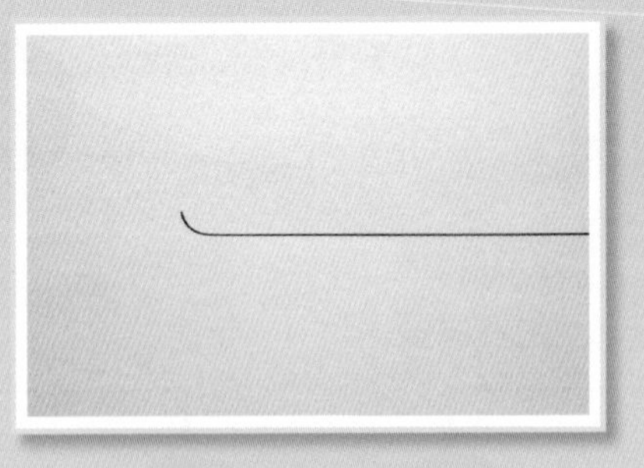

図1　Argyle™ PICC親水性潤滑コーティング Ni-Ti製ガイドワイヤ
（日本コヴィディエン株式会社）

D．輸液治療の教育基準と継続教育について

日本VADコンソーシアムでは「輸液カテーテル管理の実践基準」において，輸液治療に必要な能力・教育基準を表1-1のように提示しています[4]．つまり，①血管留置カテーテルの種類に応じて手技を認定すること，②知識と手順の遵守状況を定期的に評価すること，③その認定・定期評価する体制を整備することが必要であるとしています．CICC挿入ができる医師も，PICCを関連する知識・技術を学び，シミュレーション演習を経た後に患者に実施することをお勧めします．そしてPICC挿入の経験が豊富な人に付いてもらい挿入経験を積んだ後，院内の認定を受けて単独実施をしたほうが良いでしょう．また，手技は修練を続け，定期的に評価を受けましょう．そうすることで，継続的に安全な手技が実施できると思います．

表1-1　輸液治療に必要な能力・教育基準

1	医師，看護師および薬剤師は，輸液治療の提供に際し，専門職としての責任を理解し，患者に対する安全の確保に努める．	Ⅲ▶Ⓐ
2	医師，看護師および薬剤師は自らの業務範囲内で安全な輸液治療または補助を行える能力を取得し維持する．	Ⅲ▶Ⓑ
3	病院長は，輸液治療にかかわる医療従事者に対して，安全な輸液治療の実施と維持管理に必要な知識と技術の教育を継続して行う体制をつくる．	Ⅰ▶Ⓐ
4	病院長は，輸液治療にかかわる患者の侵襲と医療従事者のリスクを最小限にする措置を講ずる責任がある．	Ⅲ▶Ⓐ
5	病院長は，輸液に関する教育の責任者として医師，看護師および薬剤師をそれぞれ配置する．	Ⅲ▶Ⓐ
6	輸液に関する教育の責任者は，院内で輸液治療にかかわる医療従事者すべてに対して，輸液治療に知識と院内手順の遵守状態を定期的に評価する．	Ⅰ▶Ⓐ
7	輸液治療に必要な知識と技術を有すると施設が認めた者が輸液に関連する業務に従事する．	Ⅱ▶Ⓐ
8	血管内留置カテーテルの挿入に関する技術認定を各施設で行うことが望ましい．その場合，それぞれのカテーテルの種類に応じて認定を行い，基準に満たないものが単独で手技を行わない．	Ⅰ▶Ⓐ
9	挿入技術の認定基準および評価方法は院内手順に具体的に定める．	Ⅲ▶Ⓐ
10	挿入技術の評価は定期的に行い，技術向上に向けた教育を継続して行う．	Ⅲ▶Ⓐ
11	血管内留置カテーテルの技術演習は解剖モデルやシミュレーション機材を用いて行う．侵襲的な技術の演習を医療従事者同士で行わない．	Ⅲ▶Ⓐ
12	各施設の院内手順などで，インフォームド・コンセントの必要性，および各職種の役割，業務範囲，責任を明確に規定する．各医療従事者は規定を遵守し，医療チーム内で情報を共有する．	Ⅲ▶Ⓐ

• エビデンスレベル
Ⅰ：最低1つのRCTやメタアナリシスによる実証
Ⅱ：RCTではない比較試験，コホート研究による実証
Ⅲ：症例集積研究や専門家の意見

• 推奨度
Ⓐ強く推奨する
Ⓑ推奨する
Ⓒ推奨しない

（日本VADコンソーシアム編：輸液カテーテル管理の実践基準，輸液治療の穿刺部位・デバイス選択とカテーテル管理ガイドライン．4，南山堂，2016.）

column 1

医療安全管理におけるPICCの重要性！

わが国では，以前より長期間の食事制限下の栄養管理としてCVCが行われてきました．その有用性については，すでに認知され，同時にその合併症や危険性についても十分周知されています．文献的なCV穿刺時の合併症は約8％で，そのうち死亡となる症例は1％といわれており，CV挿入をエコーガイド下で施行することで，合併症の軽減を期待しています．

そんなとき医療事故に対する法律が改定され，2015年より医療安全と再発防止を目的に医療事故調査制度が始まりました．その結果，事故調査を受けた初めての医療事故の防止に向けた提言が“中心静脈穿刺合併症に係る死亡の分析”として報告されています（**表1**）．この提言の1項目に，「～中心静脈カテーテル挿入の適応については，PICCによる代替を含め，合議で慎重に決定する」と記載され，以後，全国にPICCの重要性が再認識されました．

現在，全国に広がる医療安全を重視する傾向や，患者の権利意識の向上を鑑みても，今後の医療者にはPICCのスキルや知識は重要であると考えられます．

表1　中心静脈穿刺合併症に係る死亡の分析（第1報）

【適　応】

提言1　中心静脈穿刺は，致死的合併症が生じ得るリスクの高い医療行為（危険手技）であるとの認識を持つことが最も重要である．血液凝固障害，血管内脱水のある患者は，特に致命的となるリスクが高く，中心静脈カテーテル挿入の適応については，末梢挿入型中心静脈カテーテル（PICC）による代替を含め，合議で慎重に決定する．

【説明と納得】

提言2　中心静脈カテーテル挿入時には，その必要性及び患者個別のリスクを書面で説明する．特にハイリスク患者で，死亡する危険を考慮しても挿入が必要と判断される場合は，その旨を十分に説明し，患者あるいは家族の納得を得ることが重要である．

【穿刺手技】

提言3　内頸静脈穿刺前に，超音波で静脈の性状（太さ，虚脱の有無），深さ，動脈との位置関係を確認するためのプレスキャンを行うことを推奨する．

提言4　リアルタイム超音波ガイド下穿刺は，超音波の特性とピットフォール（盲点）を理解した上で使用しなければ誤穿刺となり得る．術者はあらかじめシミュレーショントレーニングを受けることを推奨する．

提言5　中心静脈カテーテルセットの穿刺針は，内頸静脈の深さに比較し長いことが多いため，内頸静脈穿刺の場合，特にるい痩患者では，深く刺しすぎないことに留意する．

提言6　穿刺手技時，ガイドワイヤーが目的とする静脈内にあることを超音波やX線透視で確認する．特に内頸静脈穿刺の場合，ガイドワイヤーによる不整脈や静脈壁損傷を減らすために，ガイドワイヤーは20 cm以上挿入しない．

【カテーテルの位置確認】

提言7　留置したカテーテルから十分な逆血を確認することができない場合は，そのカテーテルは原則使用しない．特に透析用留置カテーテルの場合は，致死的合併症となる可能性が高いため，カテーテルの位置確認を確実に行う必要がある．

【患者管理】

提言8 中心静脈カテーテル挿入後の管理においては，致死的合併症の発生も念頭において注意深い観察が必要である．血圧低下や息苦しさ，不穏症状などの患者の変化や，輸液ラインの不自然な逆流を認めた場合は，血胸・気胸・気道狭窄，カテーテル先端の位置異常を積極的に疑い，迅速に検査し診断する必要がある．また，穿刺時にトラブルがあった場合などを含め，医師と看護師はこれらの情報を共有し，患者の状態を観察する．

提言9 中心静脈穿刺合併症出現時に迅速に対応できるよう，他科との連携や，他院への転院を含めたマニュアルを整備しておく．

（再発防止委員会・中心静脈穿刺合併症専門分析部会 / 日本医療安全調査機構（医療事故調査・支援センター）：医療事故の再発防止に向けた提言第 1 号, 中心静脈穿刺合併症に係る死亡の分析第 1 報. 2017.）

参考文献

1) Chopra V, Flanders SA, Saint S, et al.：The Michigan Appropriateness Guide for Intravenous Catheters (MAGIC), Results From a Multispecialty Panel Using the RAND/UCLA Appropriateness Method. Ann Intern Med 163 (6 Suppl)：Sl-S-40, 2015.
2) 日本静脈経腸栄養学会編：静脈経腸栄養ガイドライン 第3版. 照林社, 2013.
3) 日本集中治療医学会重症患者の栄養管理ガイドライン作成委員会：日本版重症患者の栄養療法ガイドライン. 日集中医誌, 23：185-281, 2016.
4) 日本VADコンソーシアム編：輸液カテーテル管理の実践基準, 輸液治療の穿刺部位・デバイス選択とカテーテル管理ガイドライン. 南山堂, 2016.

2 PICC挿入前に知っておきたい基礎知識

超音波画像診断装置の使い方

1 超音波画像診断装置（エコー）

正式名称の超音波画像診断装置（以下，エコー）で，エコーという名称のほうが聞き慣れている，使い慣れている方も多いと思います．

エコーで末梢挿入式中心静脈カテーテル（PICC）挿入時に必要なボタン操作はgain（明るさ）とdepth（深さ）の２つで，簡単に説明すると画像の明るさと深さの調節をするということです．この２つを操作してプローブを当てるだけでPICC穿刺は十分です．エコーなんて難しいから触れないと考えず，この２つだけで大丈夫だという思いが大切です．試しに前腕の末梢静脈穿刺に練習で使用してみてはどうでしょうか．普段なら難しい末梢静脈留置が，エコーに慣れれば血管を可視化できるため簡単になります（**図2-1**，**2-2**）．

2 エコーの原理[1)]

プローブ（**図2-3**）から超音波エネルギーを生体内へ放射して，生体内の組織や臓器の境界に当たって反射した波を受信し，信号データを処理して

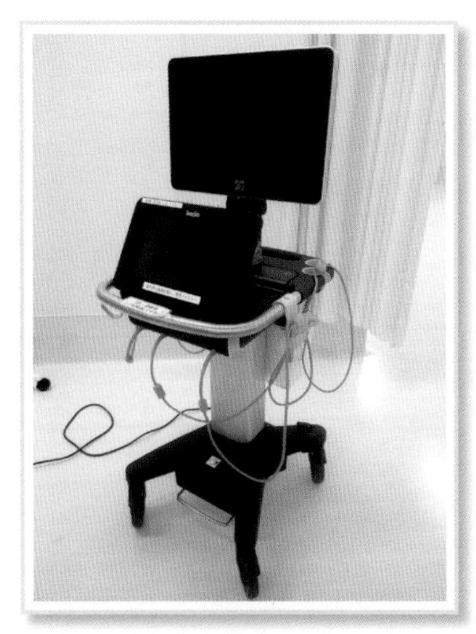

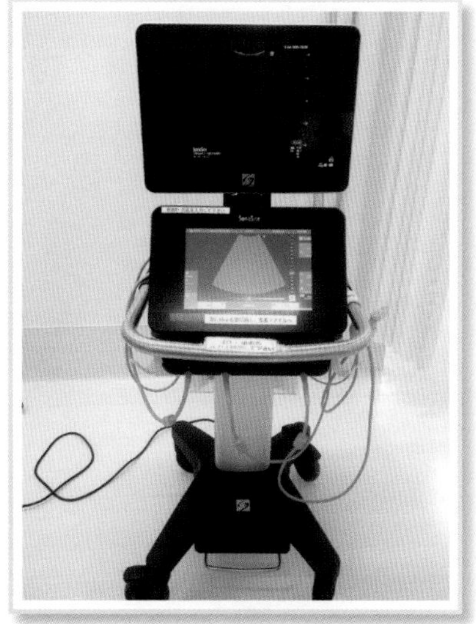

図2-1　SonoSite X-Porte

（富士フイルム株式会社）

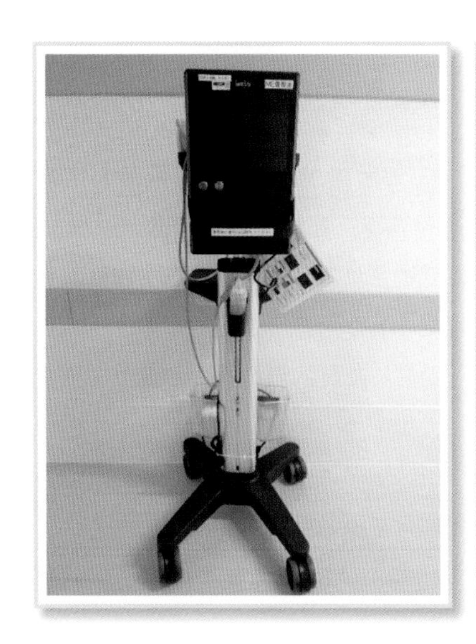

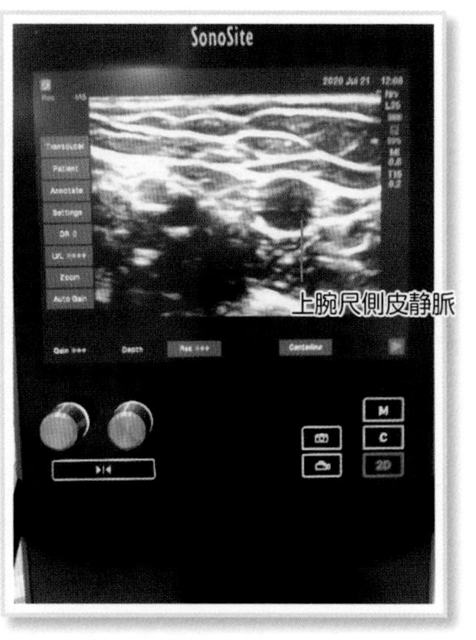

図2-2　SonoSite SⅡ外観と実際の画像

（富士フイルム株式会社）

モニタ上にエコー画像を表示します．

　プローブ内の超音波振動子はパルス電圧を超音波エネルギーに変換して体内に放射します．超音波エネルギーは本体装置内のビームフォーマーによって制御され，ビームが収束されてフォーカスを結ぶことができます．

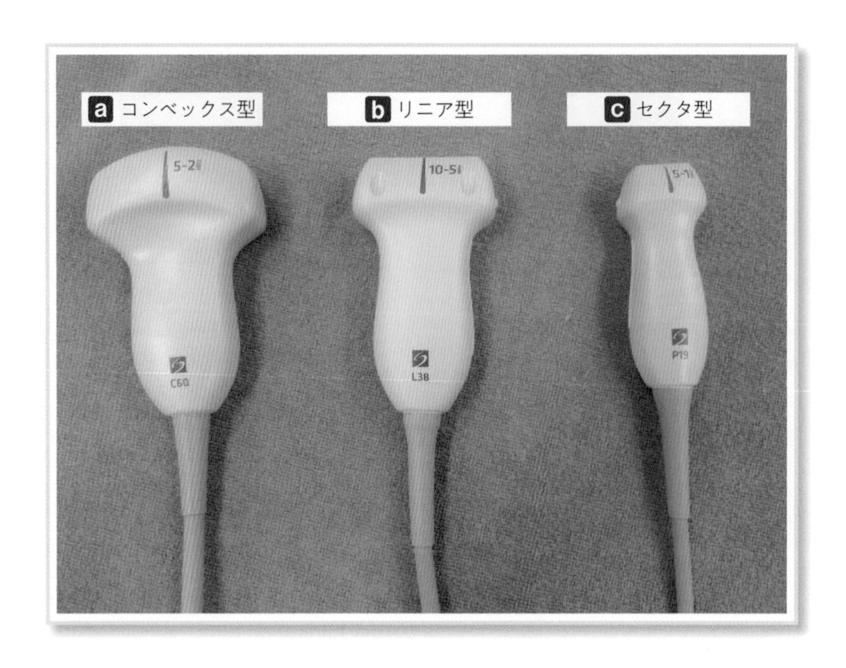

図2-3　プローブの主な種類

生体内で反射された反射波はプローブによって電圧に変換されて，低レベルの受信信号はビームフォーマーで増幅されます．信号データはシグナルプロセッサーによって復調，フィルタ，圧縮され，画像データに変換された後，ビデオ信号（ピクセル）に変換されてモニタ上に描出されます．

上記によって以下の画像表示モードが可能です．

①Bモード：2次元画像で，受信した反射波の強度を輝度で表示（輝度変調）します．

②Mモード：モーションモードで，1本の定常超音波ビームの反射から得られる超音波データの経時的変化を画像化します．

③ドプラモード：カラードプラおよびカラーパワードプラモードがあり，検出可能な血流を表示できます．

3 探触子(プローブ)

主にPICC挿入時で使用するのはリニア型プローブ(**図2-3 b**)になります.

4 gain(明るさ調節)

エコー検査はプローブから超音波を出し, 反射した波を信号化して画像にしています(**図2-4**). gainは反射した信号を一気に調節する機能と考えてよいでしょう. エコーを理解するのに, 本当はSTC(Sensitivity Time Control)またはTGC(Time Gain Compensation)といった輝度(Brightness)表示の調整機能も紹介すべきでしょうが, PICCの穿刺は表層であり, 特に重要ではないので省きます.

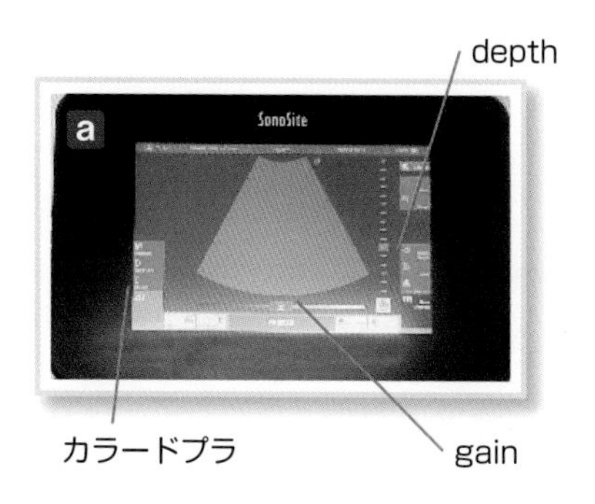

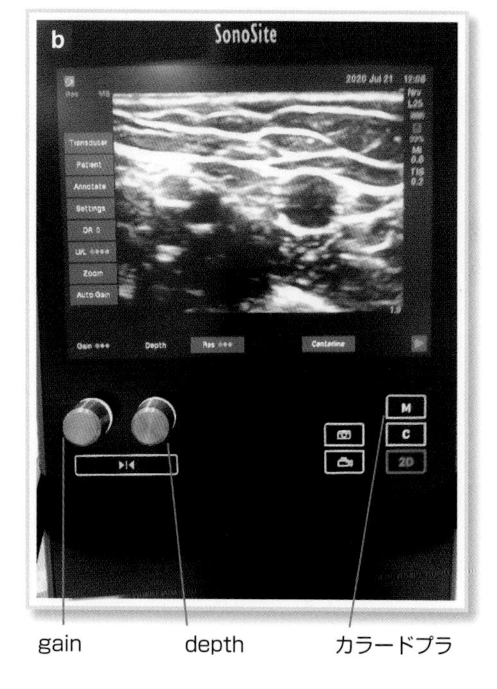

図2-4 各種エコー画面

a SonoSite X-Porteの画面拡大図
b SonoSite SⅡの画面拡大図
a, **b**のように各種エコー装置によってgainやdepthの位置は異なるため, その都度確認が必要.

(富士フイルム株式会社)

5 depth（深さ調節）

depthは深さの調節に使用します（**図2-4**）．注意するのは深いものを見ようとすると，相対的に対象物（ここでは上腕静脈，上腕尺側皮静脈，上腕動脈，腕神経叢など）は小さく写ります．逆に浅くし過ぎると対象物が視野外になってしまう可能性がありますが，PICCに必要な対象物は主に表層にあるため，あまり視野外の心配はありません．もし対象物を大きくしたくて，視野外になる場合はズーム機能を使用すると解決できます．

6 カラードプラ（動脈が赤く表示される）

原理はパルスドプラ法と同様の原理ですが，ここでは省きます．要は動いているものに色を付けているということです．ここで動いているものとは血流です．普通はプローブに近づくものを赤で表示して，遠ざかるものを青で表示します．そして速度が速いものほど明るく表示します．

7 実際のエコー画像

静脈の走行や径などは人によって違うため，実際にエコーで確認してみてください（**図2-5**）．プローブで潰れないのが動脈と教わることがあるかもしれませんが，動脈誤穿刺防止のために拍動があるかどうかも同時に確認しましょう．

動脈の確認方法として，カラードプラで血流を確認するのもよいと思います．動脈であれば，**図2-6**のようにカラーで表示されてきます．静脈はカラーで表示されません．

図2-7では上腕静脈中央にサーフロー先端が写っています．ここでは上腕静脈で穿刺していますが，通常は上腕尺側皮静脈で穿刺することが多いです．理由として，エコーガイド下でPICC挿入を行った場合，挿入時の動脈誤穿刺は1.8％で神経損傷および刺激は0.5％あり，これらはすべて上腕静脈アプローチであったと報告されています[2]．このことから，蛇行・狭窄・閉塞などがなければ第一選択は上腕尺側皮静脈です．よって第一選択を上腕尺側皮静脈としつつ，事前にCT画像を確認していることやエコーガイド下の解剖を理解していることが，動脈穿刺や神経損傷の回避につながると考えられます（**図2-8，2-9**）．そのため，PICC挿入施行前にはできる限

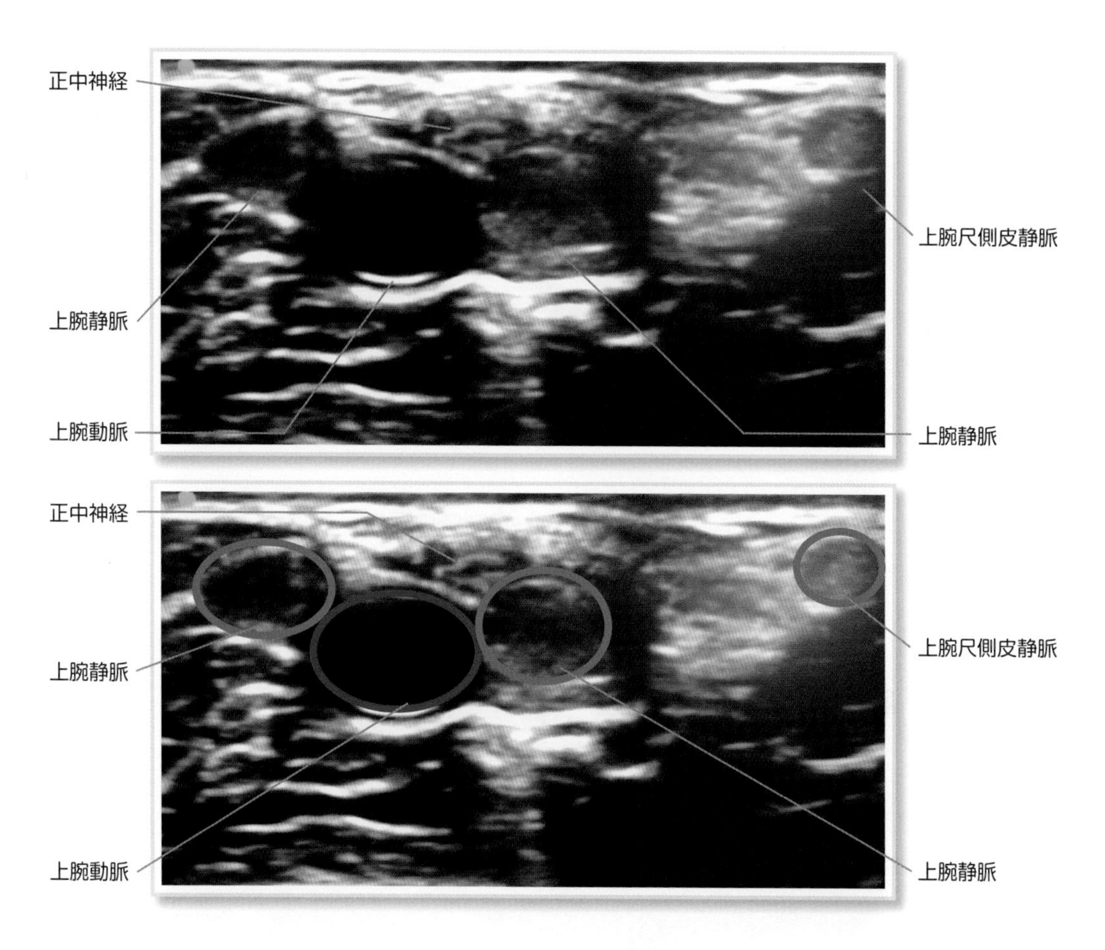

図2-5　上腕のエコー画像

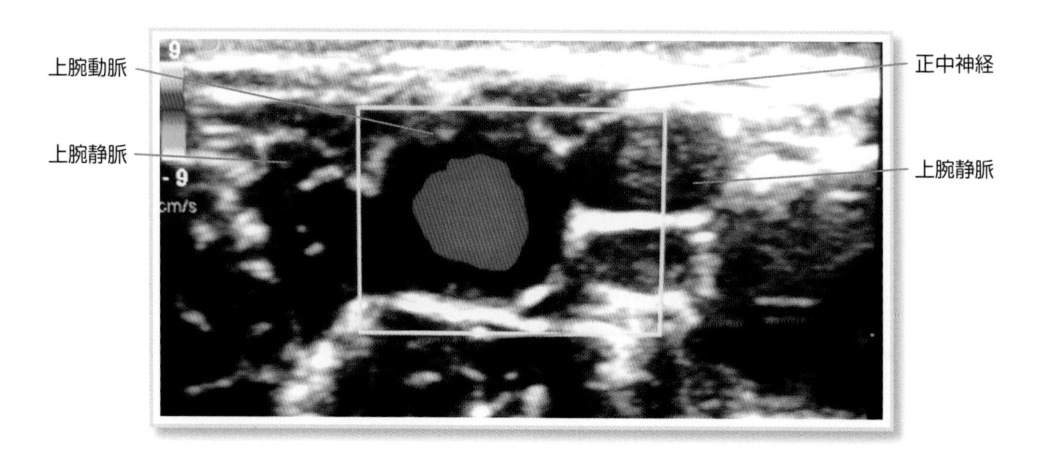

図2-6　カラードプラ画像

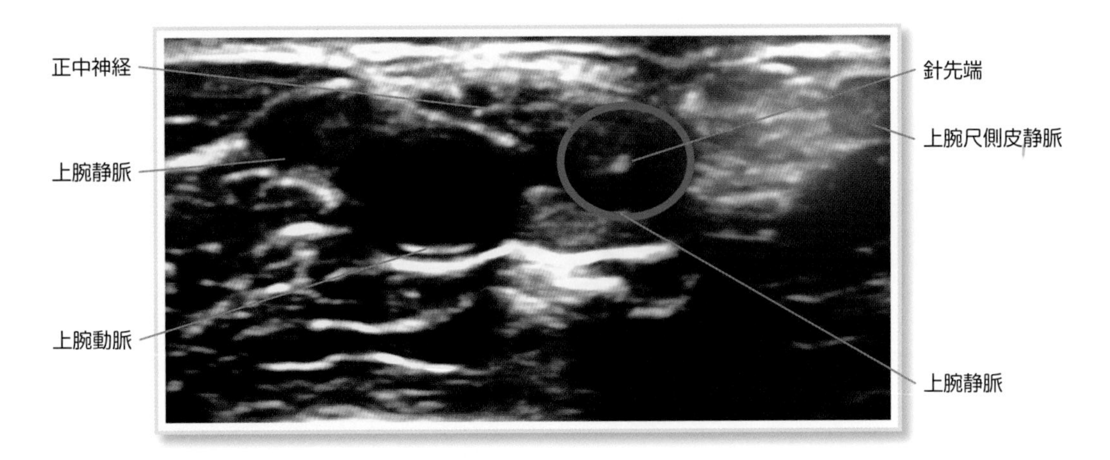

図2-7　エコー穿刺時の画像

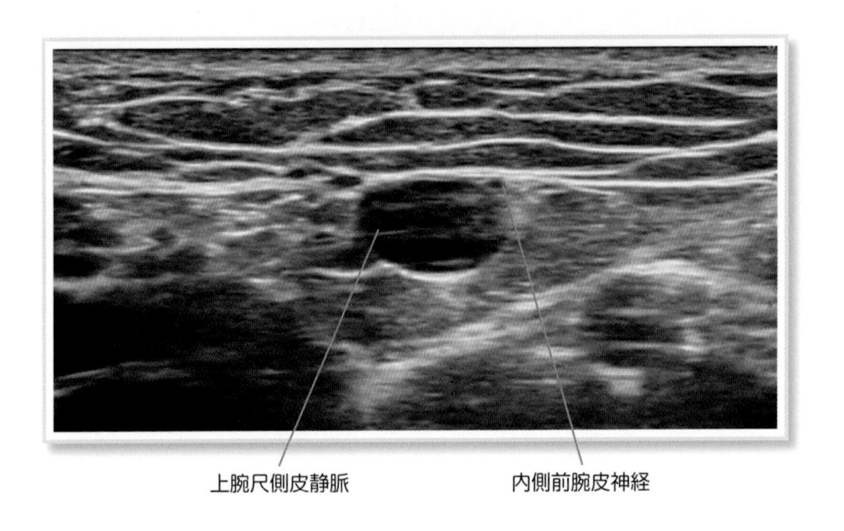

図2-8　内側前腕皮神経

りの情報を得ておきましょう.

内側前腕皮神経は上腕尺側皮静脈に並走(**図2-7**)していますが, 被験者によってはエコーでの同定は難しい場合があります. エコーで内側前腕皮神経の確認をしつつ誤穿刺がないように注意しないといけません.

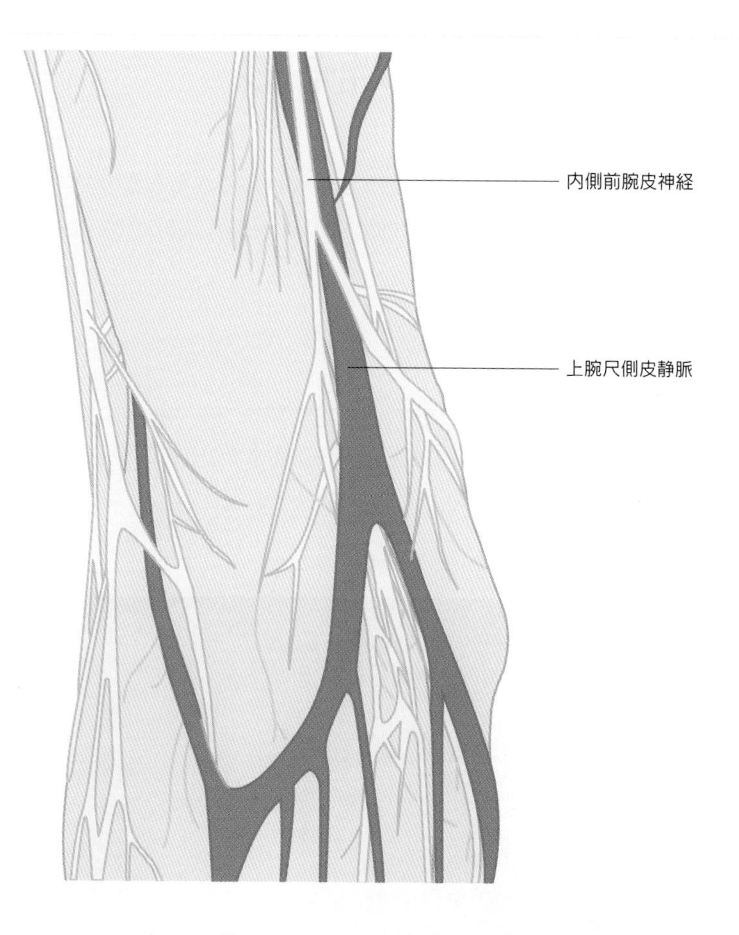

図2-9　内側前腕皮神経と上腕尺側皮静脈の位置関係

胸部X線写真の読影

肺野病変を読影するような書籍はたくさんあるので，ここでは末梢挿入式中心静脈カテーテル(PICC)挿入に必要な読影について述べます．

1 読　影

図2-10では，たくさん血管が見えますがこのスライスでの，PICC挿入にお

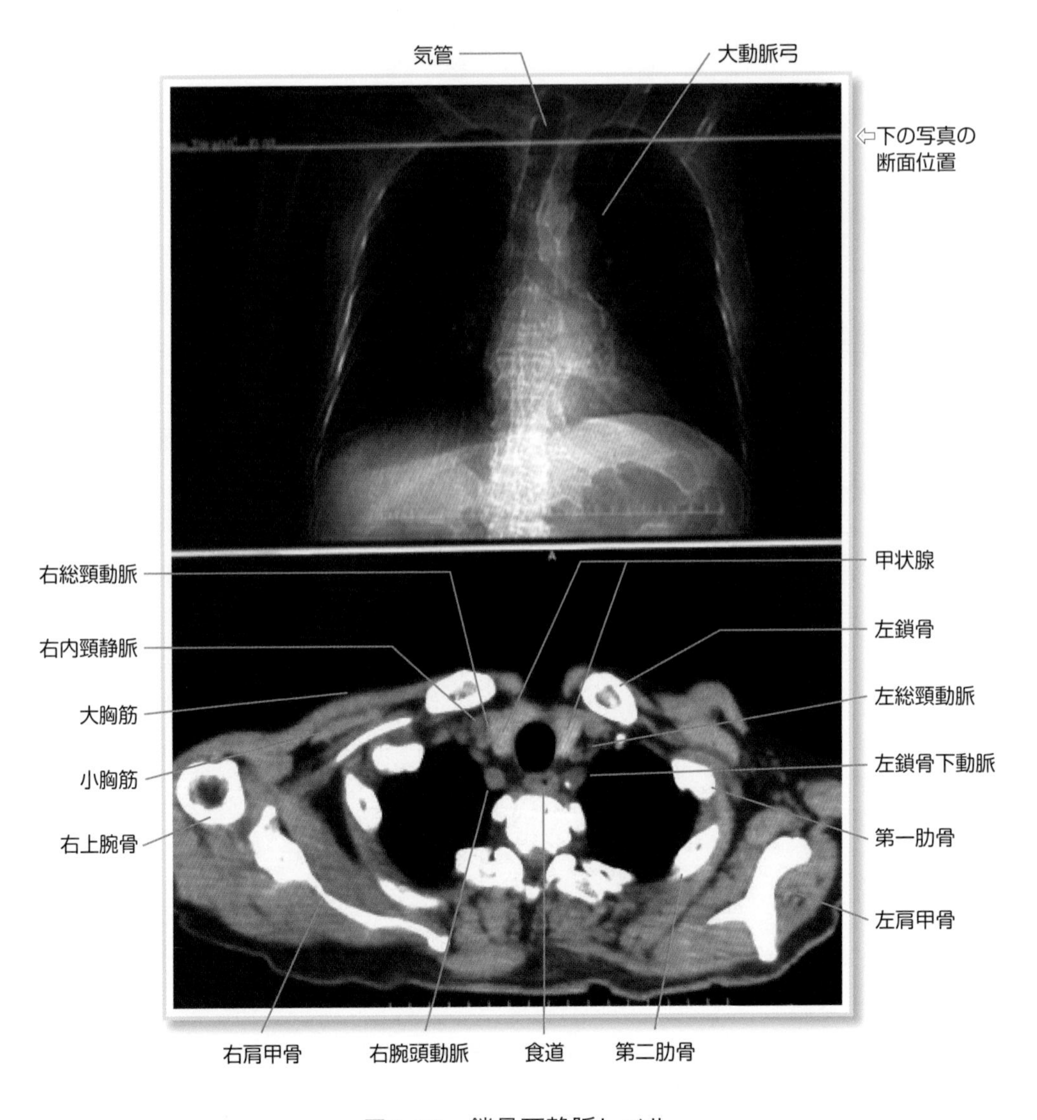

図2-10　鎖骨下静脈レベル

いて重要な血管は鎖骨下静脈と内頸静脈です．内頸静脈径が太くて鎖骨下静脈との角度が鈍角では，X線透視下で見ているとかなり迷入しやすいのがわかります．

内胸静脈もPICC迷入例の一つにあげられる血管です（**図2-11**）．内胸静脈は人にもよりますが，血管径が2～3mm程度で，4Fr（1.4mm）のカテーテルがギリギリ入るサイズです．

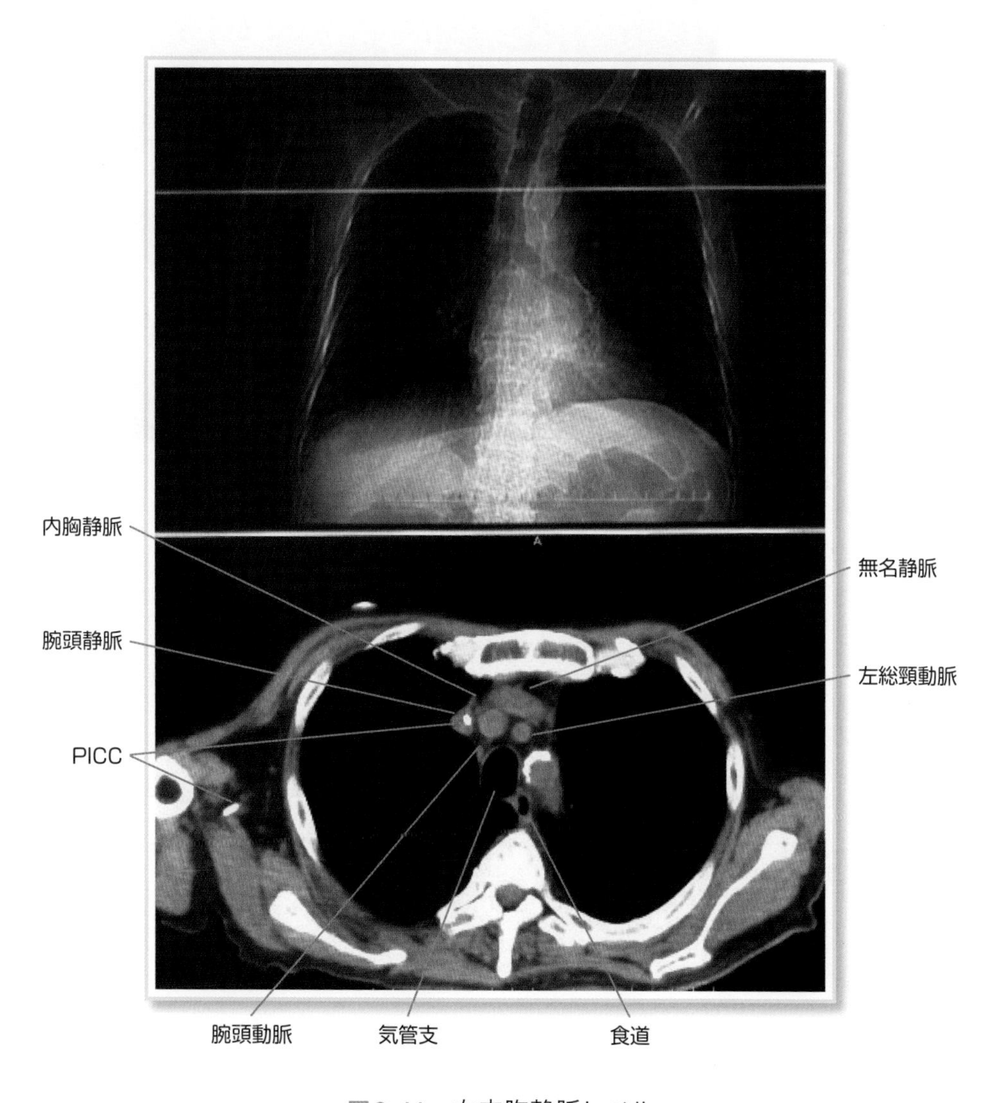

図2-11　右内胸静脈レベル

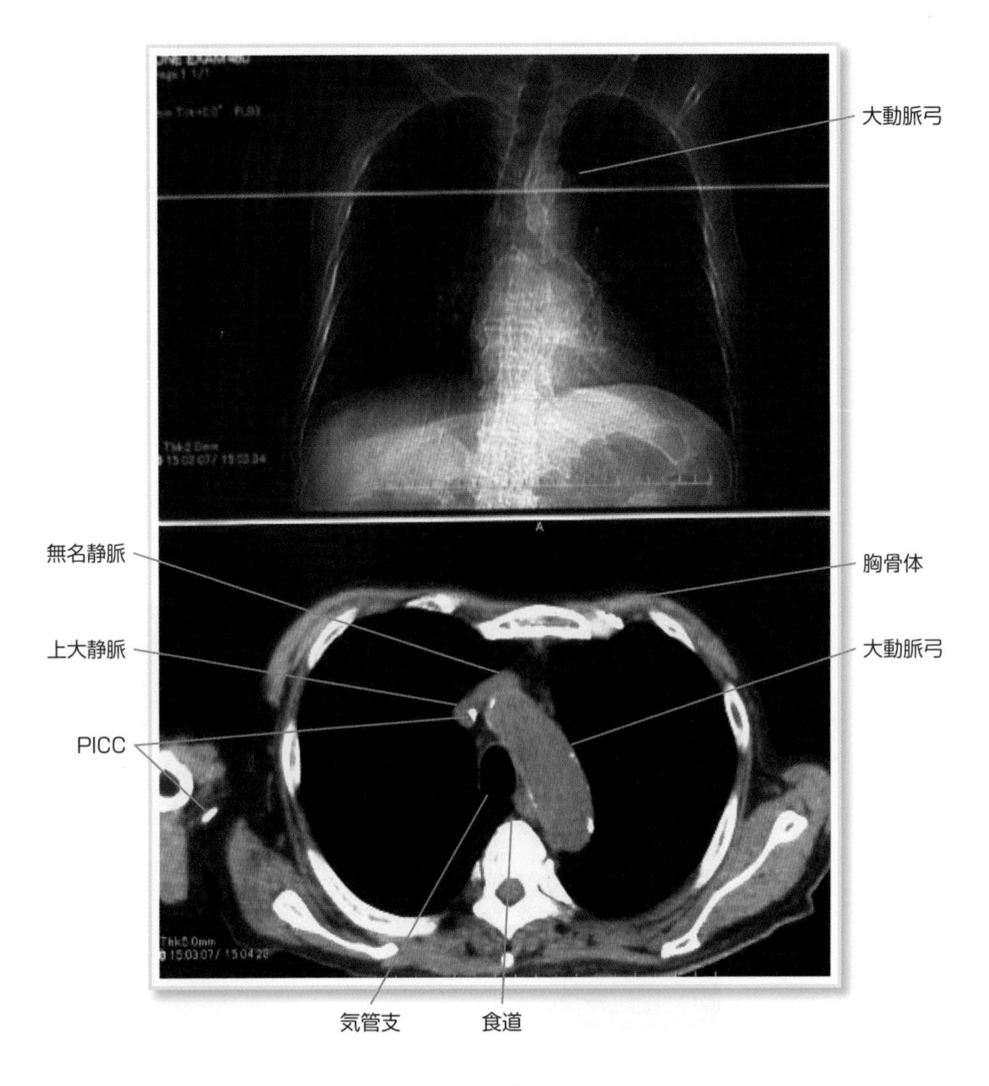

図2-12　大動脈弓レベル

図2-12に示すように，右腕頭静脈と左からの無名静脈が合流して上大静脈になります．この領域でPICC先端を留置すると，右上腕アプローチの場合には無名静脈にPICC先端が迷入する可能性があります．

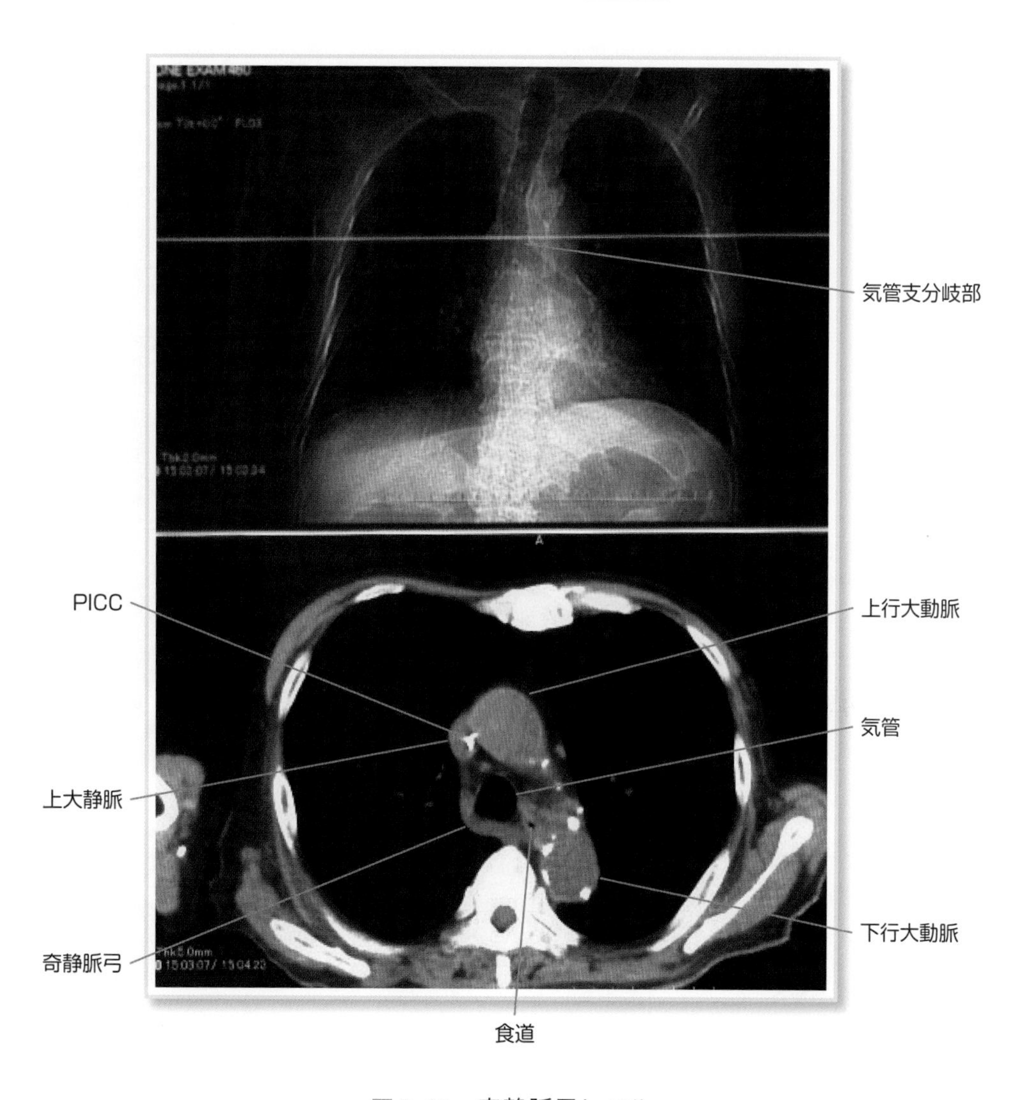

図2-13　奇静脈弓レベル

図2-13では気管支分岐部直上で奇静脈弓が存在していることがわかります．Zone B（p.41，図3-6参照）にPICCを留置した際に奇静脈弓に迷入していても，胸部X線写真の正面だけではわかりません．胸部X線写真の側面やCT画像で初めて迷入していることがわかります．

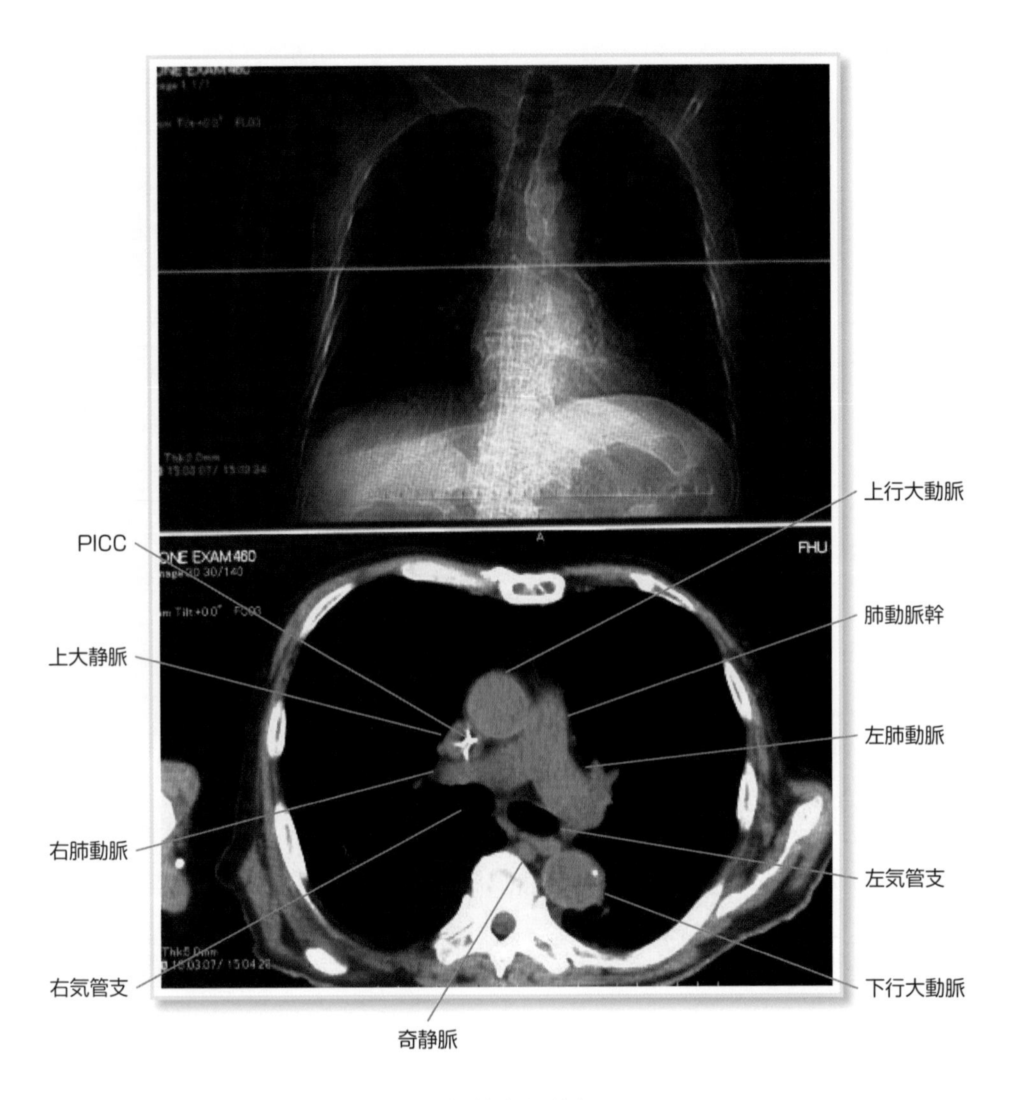

図2-14　気管支分岐部レベル

図2-14は気管支分岐部となります．ここにPICC先端があれば，少なくとも奇静脈弓に迷入していることはないと考えられます．

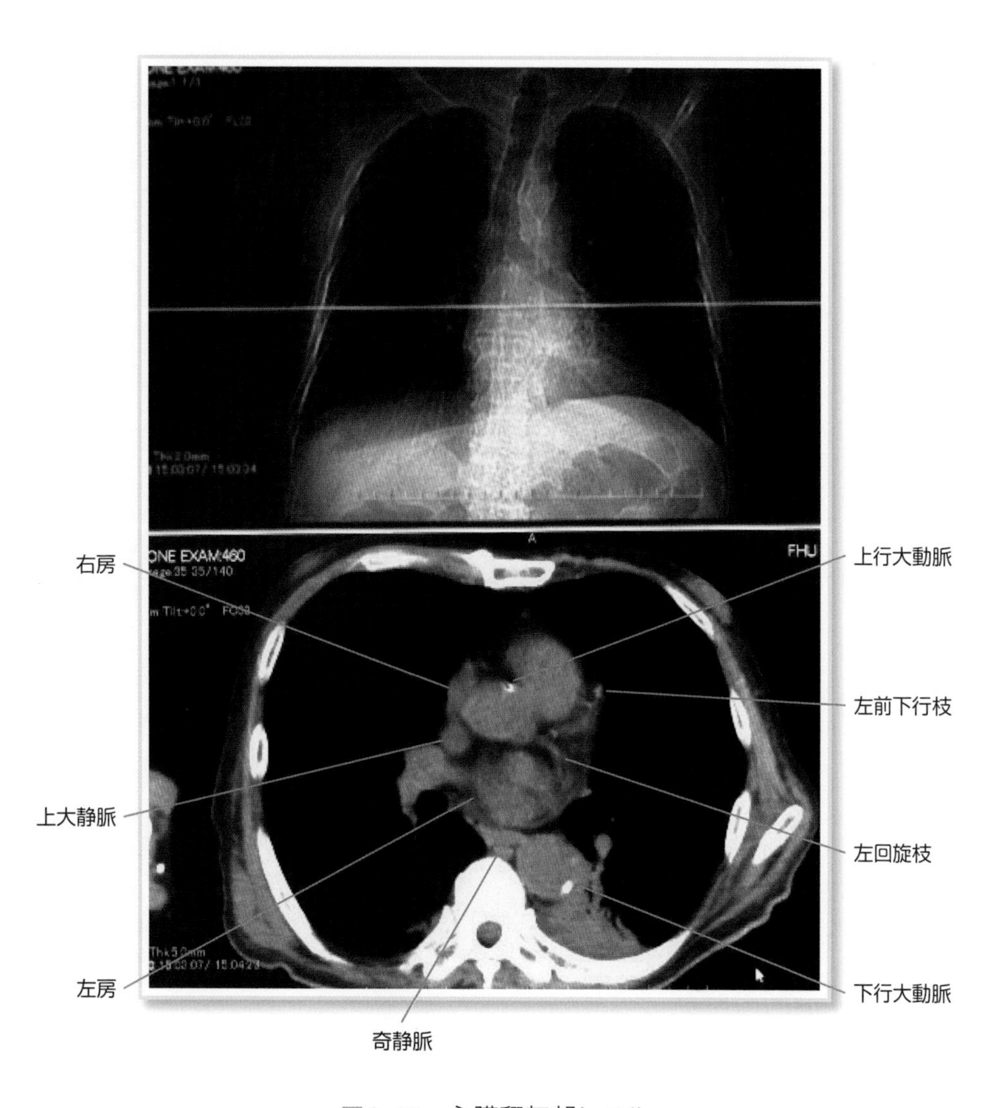

図2-15 心膜翻転部レベル

心膜翻転部までPICCが進入していると右房に近いため，PICC先端の位置が深いと考えられます（**図2-15**）．

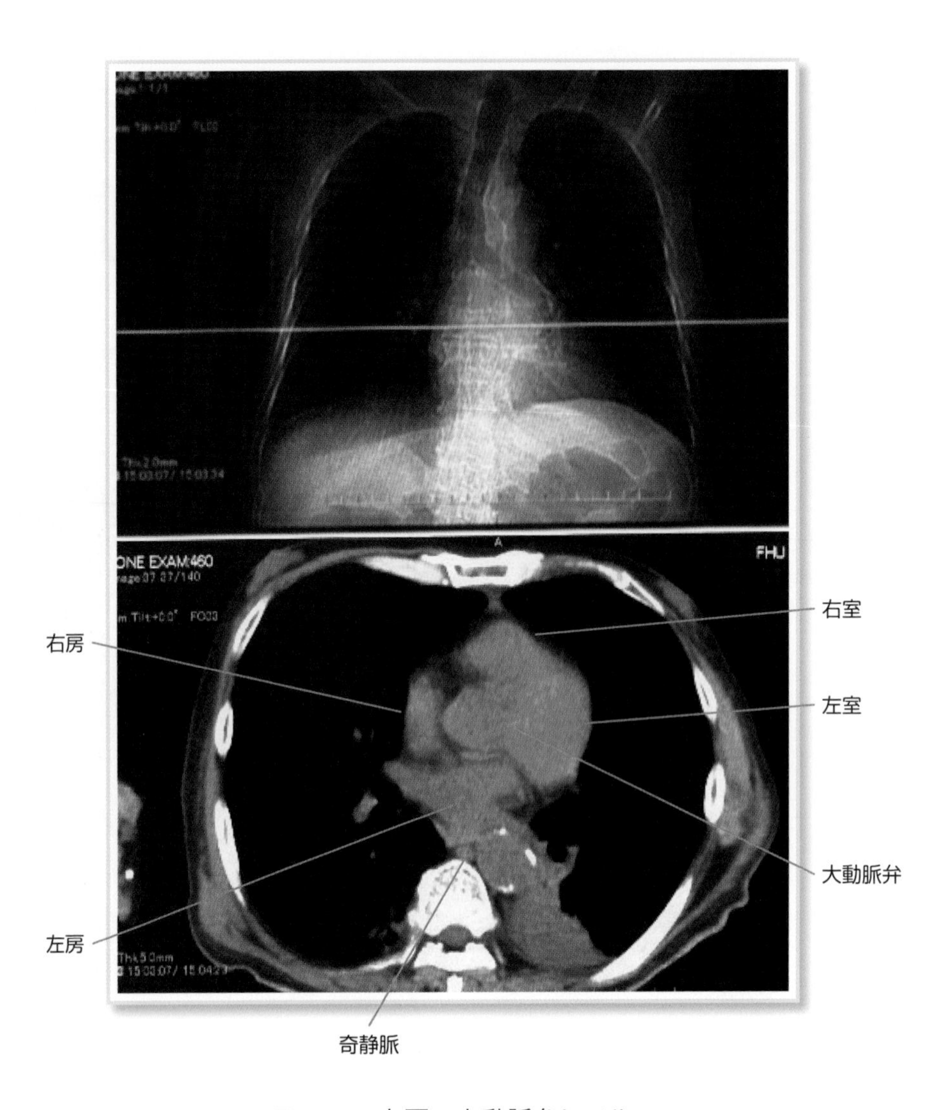

図2-16　右房・大動脈弁レベル

心膜翻転部位とは，上行大動脈領域および肺動脈の周囲と，大静脈が右心房に流入する領域の2ヵ所に存在し，2つの心膜の路を形成していると定義されています[3)]（図2-16）.

2 CT撮像のメリット・デメリット

CT画像をPICC挿入前に行うメリットには，①血管走行を確認できる，②血管の狭小化を確認できる，③異常血管を確認できる，などがあります．ただ，検診胸部CTの2.5mGy以下[4)]での撮像と違い，臨床胸部CT撮像のためにはfilter back projectionや逐次近似法を用いた画像構成を駆使しても，1mmより小さいものを診断するには8mGy程度の線量が必要になります．日本医学放射線学会によると，成人のX線診断参考レベルとして胸部CTの$CTDI_{vol}$[＊1]は15mGy，DLP[＊2]は550mGy.cmを設定しています[5)]（**表2-1**）．

もし，そうであれば被曝線量のメリット・デメリットを考慮すると，PICC挿入目的に胸部CTを撮像するメリットは低いと考えられます．したがって，PICC挿入目的に胸部CTを撮像することは，まずないと思われます．それでもPICC挿入前に血管を確認できることは，事前に重要な情報を得ることができるので，もしも事前にCT画像があれば確認をお勧めします．

表2-1 成人のX線CT診断参考レベル

	$CTDI_{vol}$ (mGy)	DLP (mGy.cm)
頭部	85	1,350
胸部	15	550
胸部・腹部・骨盤	18	1,300
腹部・骨盤	20	1,000
肝臓ダイナミック	15	1,800
冠動脈	90	1,400

（日本医学放射線学会：エックス線CT被ばく線量管理指針．2015.）

＊1 CTDI (Computed Tomography Dose Index) vol
管電流量がX線管からの照射量を電流量で表示しているのに対して，$CTDI_{vol}$は被験者に届く放射線量をより正確に表す標準的指標として広く使用されており，自動記録されるDose Reportは後の線量把握に役立ちます[6)]．

＊2 DLP (Dose Length Product)
DLP＝$CTDI_{vol}$ (mGy)×撮像距離(cm)
胸部X線写真撮影に使用しているフィルムやイメージングプレートなどは14×14inchを使用することが多いです．ちなみに1inch＝2.54cmのため，14inch＝35.56cmとなり，下記のような計算が成り立ちます．
胸部DLP 550 (mGy.cm) /35.56 (cm) ≒ $CTDI_{vol}$ 15.5 (mGy)

3　診療放射線技師法

放射線つながりで別件を少しお話します．透視室でのPICC挿入については，第3章の2（p.42）で触れるので多くは述べませんが，筆者は診療放射線技師の資格ももっているため，放射線に関する法律にも少し触れたいと思います．

わが国には「診療放射線技師法」という法律が存在します．その第24条で「医師，歯科医師又は診療放射線技師でなければ，第2条第2項に規定する業をしてはならない」とされています．ここでさらに第2条第2項を簡単に説明すると，「放射線を人体に対して照射すること」となります．つまり，医師，歯科医師，診療放射線技師でなければ放射線を人体に対して照射することができないという法律です．なぜここで，このようなことをお話したかというと，透視室でPICCを挿入する際にフットスイッチを使用すれば，誰でも簡単に放射線を人体に照射できてしまうからです．安易な発想で，医師，歯科医師，診療放射線技師の免許をもたず，人体に放射線を照射する行動は慎みましょう．ちなみに診療放射線技師法の第31条では罰則として，「第24条の規定に違反した者は1年以下の懲役もしくは50万円以下の罰金に処し，又はこれを併科する」とされています．

当院には筆者の他に放射線技師と診療看護師（NP）の資格を有している者がもう1人います．さらに放射線技師と看護師の資格を有しているスタッフが他に2人います．それでも当院では放射線技師として雇用を受けているスタッフがX線を照射し，PICCを挿入しています．

マキシマル・バリアプリコーション

米国疾病対策センター（CDC）ガイドラインで，マキシマル・バリアプリコーション（高度無菌防護予防策，MBP）とは中心静脈カテーテル（CVC）留置時においては滅菌ガウン，滅菌手袋，キャップ，マスクを着用して，全身用滅菌ドレープを使用することとされています（推奨度：カテゴリーⅠB〔実施を強く勧告．一部の実験研究，臨床研究または疫学研究と，強い理論的根拠で裏付けされています〕）[7〜9]．

また，日本麻酔科学会安全委員会の「安全な中心静脈カテーテル挿入・管理のためのプラクティカルガイド」でも，MBPは必須であると提言しています．また，MBPでは術者がマスク，キャップ（頭髪をすべて覆う），滅菌グローブ，滅菌ガウンを装着し，患者の全身を覆う大型の滅菌ドレープを使って中心静脈穿刺を実施するとされています．またMBPの効果はランダム化比較試験では明らかになりませんでしたが[10]，観察研究ではカテーテル関連血流感染を減少させているとしています[11〜14]．

CDCガイドラインでMBPを実施する根拠を示すものとして，一つは医学部3年生と研修医1年目を対象とした感染対策の教育により，CVC挿入時のカテーテル関連感染は教育開始18ヵ月で4.51件/1,000カテーテル日から2.92件/1,000カテーテル日まで減少し，それによる費用対効果は80万ドル以上であると報告しています[7]．他には1990年代のスタンダードなバリアプリコーションであったA群（滅菌手袋，小さい滅菌ドレープ）とB群（マスク，キャップ，滅菌手袋，ガウン，大きな滅菌ドレープ）でCVC挿入を行い，3ヵ月後あるいは抜去時にカテーテル培養をした結果，A群はB群よりカテーテル関連感染が6.3倍高いという結果が出ました[8]．さらに2005年のものでは，A群（マスク，キャップ，滅菌手袋，小型ドレープ）とB群（マスク，キャップ，滅菌手袋，ガウン，大型ドレープ）でCVC挿入を行い，比較検討したところ，A群はB群よりも3.4倍の皮膚コロニー形成リスクが増加したと報告されています[9]．現在では考えられないですが，1990年代はマスク・キャップ・ガウンをつけずにCVCを挿入していたということです．2000年代前半でもガウンをつけていない施設がまだ多かったため，このような研究がなされていたということです．わが国でも2003年に日本環境感染学会誌で前原ら[15]は，「多くの医師はMBPの必要性を理解していたが，確実に実践されている状況ではなかった」と報告しています．具体的にどの程度のMBP施行率であったかというと，滅菌手袋は100%，マスク・帽子は80～90%，滅菌ガウン・大型滅菌ドレープは40～50%の使用率であったと報告されています．

さらにCICCやPICC挿入時だけでなく，ドレッシング材交換時において比較検討した論文もあります．効果があったとしたものとして①適正なドレッシング材交換イラスト手順の作成をして，看護スタッフ全員のケアの統一，②刺入部消毒薬を10%ポビドンヨードから1%クロルヘキシジンアルコール製剤への変更でした．この2点介入前後の中心静脈カテーテル関連血流感染症(CLABSI)を調査したところ，介入前は4.34件/1,000カテーテル日であったのに対して，介入後は1.52件/1,000カテーテル日と有意に減少しました(p=0.003)[16]．逆に効果がなかったとしているものとして，未滅菌手袋(n=14)，滅菌手袋(n=11)，MBP(n=9)の3方法でドレッシング材交換を行うことでCLABSIが低減できるかについて比較検討しています．この論文においてCLABSIと確定されたドレッシング材交換方法は未滅菌手袋は5件，滅菌手袋は5件，MBPは3件，未滅菌手袋は9.5件/1,000カテーテル日, 滅菌手袋は10.1件/1,000カテーテル日, MBPは7.5件/1,000カテーテル日であり，有意差は認めなかったというものでした．なお，このときの検出菌は，方法別で明らかな違いを認めなかった[17]とされています．つまり挿入時のみのMBPを注意するだけでは不十分で，挿入後の管理もしっかりできていなければ，CLABSIを防止することができないということです．やはり日常からの管理が大切であるということでしょう．

次にMBPと同様にCDCガイドラインで勧告されているものとして，手指衛生と無菌操作があります．上記でも少し触れましたが，これらはPICC挿入時や管理のどちらにも必要となっていますので紹介します．

1 手指衛生

普通の石けんと流水で手を洗うか，擦式アルコール製剤を用いて手指衛生を行います．

手指衛生は血管内留置カテーテルの挿入，交換，アクセス，修復，ドレッシング前後だけでなく，カテーテル挿入部位触診の前後にも行わなければなりません．無菌操作が守られない限り，消毒薬の塗布後に挿入部位の触診も行ってはなりません．

2 無菌操作

血管内留置カテーテルの挿入とケアの際には無菌操作を守ります.

A. 清潔操作

①サージカルマスク, サージカルキャップを装着後に手指衛生(透視室であれば, 手指衛生前に鉛エプロンを装着)
②滅菌手袋の装着(図2-17)
③滅菌ガウンの装着(図2-18)

B. 清潔野の作成注意点

清潔野の作成時に注意することとして以下があげられます.
①ドレープを広げるときは術者の腰より下に垂れ下げない
②穿刺部位に穴あきドレープの穴を先に接着させる
③患者の下肢まで覆うように滅菌ドレープを被せる
④患者の腋窩あたりにガイドワイヤやガーゼなどを置くスペースを作っておく

あとは術者の好みにもよりますが, 作業スペースは広く確保しておくことが清潔野を保持するにも重要です(図2-19).

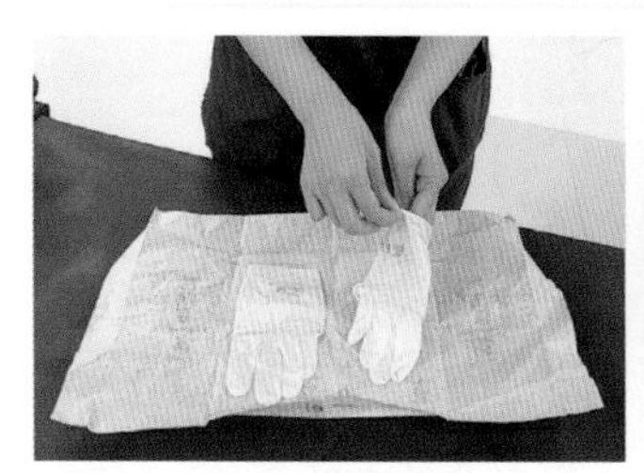
①清潔野に触れないように気をつけて装着

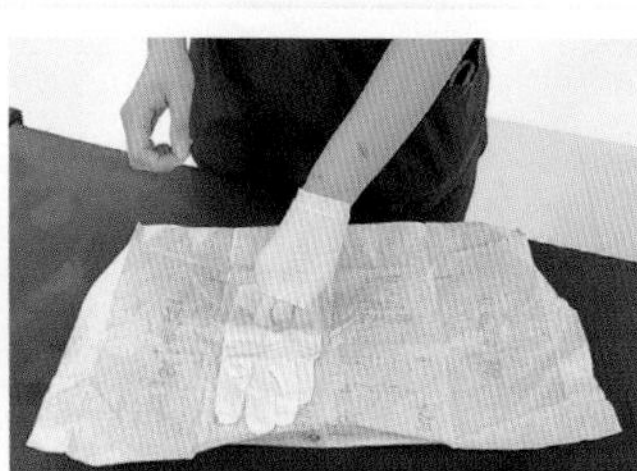
②装着した手袋の不潔野に触れないようもう片方の手袋を装着

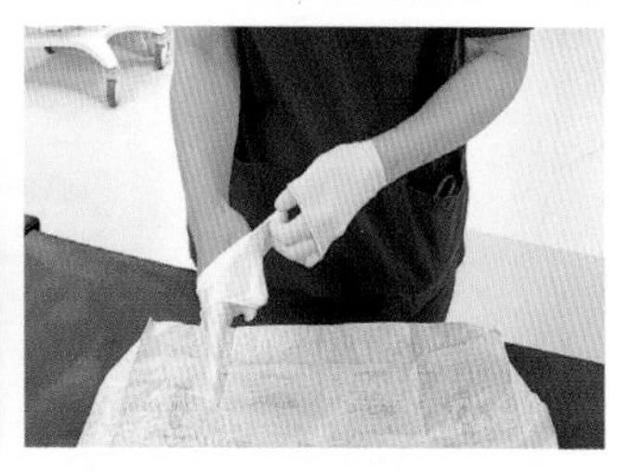
③肌に触れないよう装着

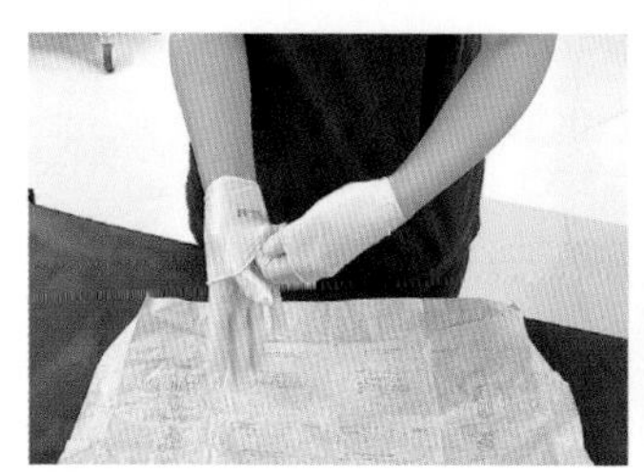
④折り返しの内側に手を入れて伸ばす

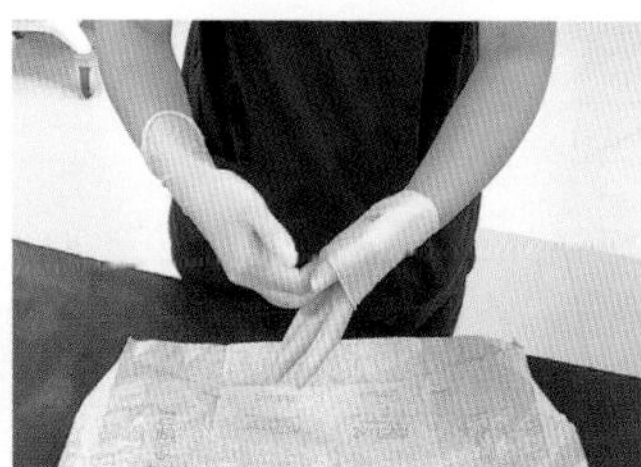
⑤もう片方も同じように内側に手を入れる

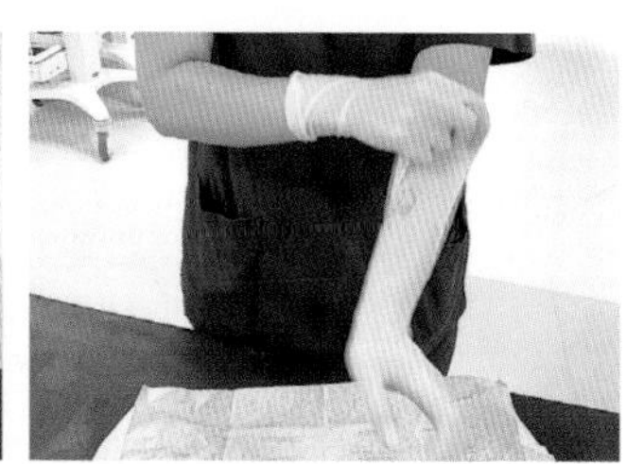
⑥肌に触れないよう気をつけて伸ばす

図2-17 滅菌手袋の装着

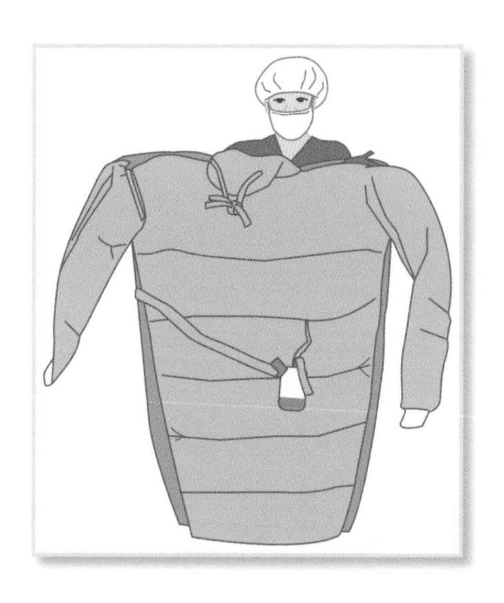

▶▶▶ 図2-18　滅菌ガウンの装着
https://vimeo.com/563122003/cbda0cda0a

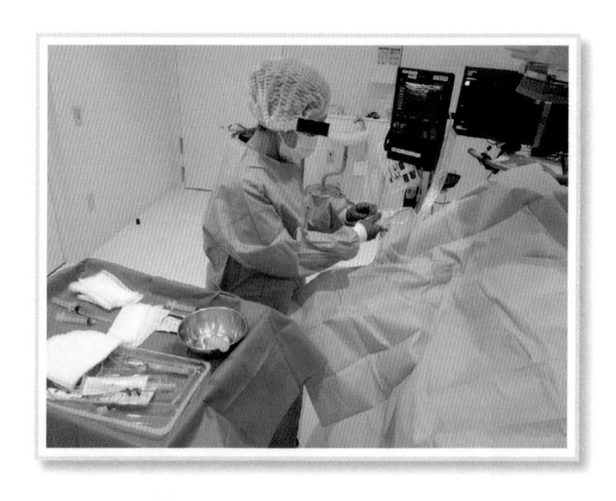

図2-19　MBP物品（マスク，キャップ，ガウン，滅菌手袋，患者全体を覆うドレープ）

参考文献

1) 富士フイルム株式会社：超音波画像診断装置 SonoSite S Ⅱ. https://www.fujifilm.com/jp/ja/healthcare/ultrasound/ultrasonography/s2（最終閲覧日：2021年6月14日）
2) 国島正義，竹田明希子，村尾正樹，他：末梢挿入型中心静脈カテーテル（PICC）関連合併症に関する検討．日本NP学会誌，2（1）：8-16，2018．
3) 図解循環器用語ハンドブック（WEB版）．https://med.toaeiyo.co.jp/contents/cardio-terms/index.html（最終閲覧日2021年6月14日）
4) 低線量CTによる肺がん検診の肺結節の判定基準と経過観察の考え方 第5版．日本CT検診学会 肺がん診断基準部会編，2017．
5) 日本医学放射線学会：エックス線CT被ばく線量管理指針．2015
6) 学術委員会 低線量CT肺がん検診推進委員会：本学会会員施設における低線量CT肺がん検診の実施状

況に関する調査報告書—第3回調査報告—. 人間ドック, 33 (5) : 739-750, 2019.

7) Sherertz RJ, Ely EW, Westbrook DM, et al. : Education of physicians-in-training can decrease the risk for vascular catheter infection. Ann intern Med, 132 (8) : 641-648, 2000.

8) Read II, Hohn DC, Gilbreath BJ, et al. : Prevention of central venous catheter-related infections by using maximal sterile barrier precautions during insertion. Infect Control Hosp Epidemiol, 15 (4 Pt 1) : 231-238, 1994.

9) Carrer S, Bocchi A, Bortolotti M, et al. : Effect of different sterile barrier precautions and central venous catheter dressing on the skin colonization around the insertion site. Minerva Anestesiol, 71 (5) : 197-206, 2005.

10) Raad II, Hohn DC, Gilbreath BJ, et al. : Prevention of central venous catheter-related infections by using maximal sterile barrieir precautions during insertion. Infect Control Hosp Epidemiol, 15 (4 Pt1) : 231-238, 1994.

11) Higuera F, Rosenthal VD, Duarte P, et al. : The effect of process control on the incidence of central venous catheter-associated bloodstream infections and mortality in intensive care units in Mexico. Crit Care Med, 33 (9) : 2022-2027, 2005.

12) Pronovost P, Needham D, Berenholtz S, et al. : An intervention to decrease catheter-related bloodstream infections in the ICU. N Engl J Med, 355 (26) : 2725-2732, 2006.

13) Miller MR, Griswold M, Harris JM, et al. : Decreasing PICU catheter-associated bloodstream infections : NACHRI's quality transformation efforts. Pediatrics, 125 (2) : 206-213, 2010.

14) Berenholtz SM, Pronovost PJ, Lipsett PA, et al. : Eliminating catheter-related bloodstream infections in the intensive care unit. Crit Care Med, 32 (10) : 2014-2020, 2004.

15) 前原美代子, 遠藤和郎 : 中心静脈カテーテル挿入時におけるマキシマル・バリア・プリコーション施行サーベイランスとその効果について. 環境感染, 18 : 425-429, 2003

16) 高橋幸子, 宮沢直幹, 牧野朱未, 他 : 中心静脈カテーテル関連血流感染における適正なドレッシング交換手順の重要性. 日環境感染誌, 30 (2) : 103-108, 2015.

17) 鶴岡恵子, 常岡英弘 : 中心静脈カテーテル挿入部の感染予防におけるマキシマルバリアプリコーションの評価. 日環境感染誌, 28 (6) : 348-354, 2013.

3 PICCの挿入手順

PICC挿入方法の選択はその用途，条件によってさまざまです．

①PICCデバイスの種類

PICCは各社が販売しており，それぞれ特徴があります．患者の病態に応じて使い分ける場合もありますし，施設や職種の条件で，X線透視を使用できるかでも異なります．またPICCは高価なデバイスでもあるため，どのPICCが採用されているか病院によっても異なります．

②ガイドワイヤの種類

ガイドワイヤの構造によって挿入時に注意するポイントが異なります．患者の病態に応じて使い分ける必要があります．

③挿入場所

カテーテル迷入リスクを低減するのであれば，透視室での挿入が安全です．しかし患者の病態によって透視室へ移動するリスクが高い場合や，施設の都合上PICC挿入に透視室が使用できない場合には，マンパワーとして医師・看護師・診療放射線技師の連携が困難になることがあります．

④エコー機器の種類

穿刺静脈の選定も，エコーの利用が推奨されます．X線透視下でも穿刺する際はエコーを使用します．エコー機器の種類によって，ガイドが付いているものもあり，それによって手技に違いがあります．

以上のような用途，条件を考慮してPICC挿入方法を選択します．本項では当院で採用されている2種類のPICCデバイスについて，それぞれの特徴でどのように使い分けているのか，また挿入場所ではどのようなことに注意しているのかを解説します．

X線透視下におけるPICC挿入

1 X線透視下によるPICC挿入の特徴

PICCをX線透視下で挿入することの特徴として，大きく分けて以下の3つのメリットがあげられます．

A．脈以外の血管への迷入を予防できる

PICCはCICCに比較し，血管径が細く血管の蛇行などにより上大静脈までの挿入が困難なことがよくあります．また，鎖骨下静脈と内頸静脈の合流部で通過困難な場合がしばしばあり，内頸静脈への迷入を認めることがよくあります[1)]（**図3-1**）．ベッドサイドで挿入する場合，内頸静脈への迷入予防のため，患者に穿刺部を見てもらうように促し，頭部を穿刺部に向け，顎を下に引く体位をとり実施していますが（**図3-2**），このようにしても完全に迷入を防止できるわけではありません．また，腋窩静脈から出ている胸

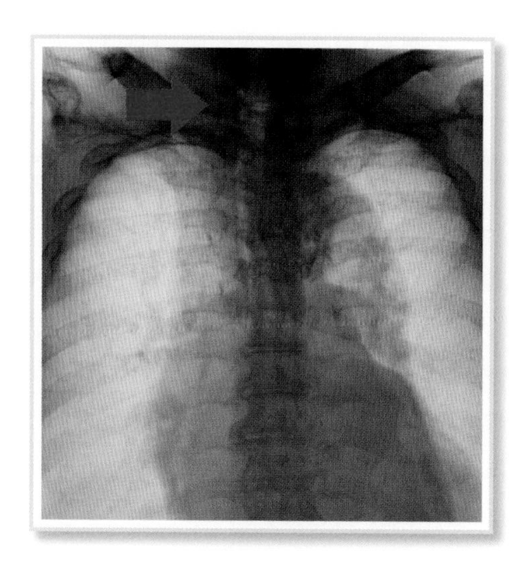

図3-1 内頸静脈への迷入

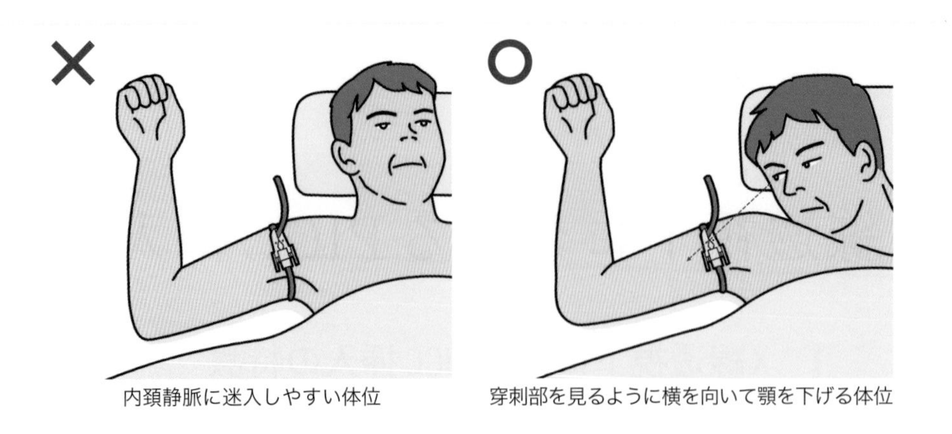

図3-2　内頸静脈迷入を防ぐ体位

腹壁静脈や胸外側静脈などへの迷入を認めることがあり（図3-3），途中からカテーテルを挿入できなくなることもあります．

他にも，頸椎損傷や拘縮などにより，適切な体位でPICCを挿入することができない場合や，血管に血栓形成など何かしらの原因で狭窄などがある場合に，腕頭静脈から反対側の腕頭静脈～鎖骨下静脈にカテーテルの迷入を認めることや，血管内でカテーテルが反転して進まないことがあります（図3-4）．このような場合，X線透視下で実際に見ながら実施しているのなら，適切な位置までカテーテルを戻し，体位などを工夫することにより上大静脈までカテーテルを挿入することができます．さらに，奇静脈に迷入した場合も，胸部X線写真の正面像では判断しにくいです（図3-5）．この場合もX線透視下で確認しながら，L→Rの側面像にすることで判断できます[2)]．

B．盲目的にガイドワイヤを挿入することで生じる合併症を防止できる

X線透視下でPICC挿入を実施しない場合や，盲目的にガイドワイヤ操作をしている不慣れな場合には，ガイドワイヤ操作時に抵抗があってもそのまま進められる可能性があり，血管損傷をきたすおそれがあります．しかし，X線透視下においてガイドワイヤ操作をすることで，血管の走行などを確認しながら挿入を進めることができるため，血管壁や血管損傷などの合併症を減らすことができます．

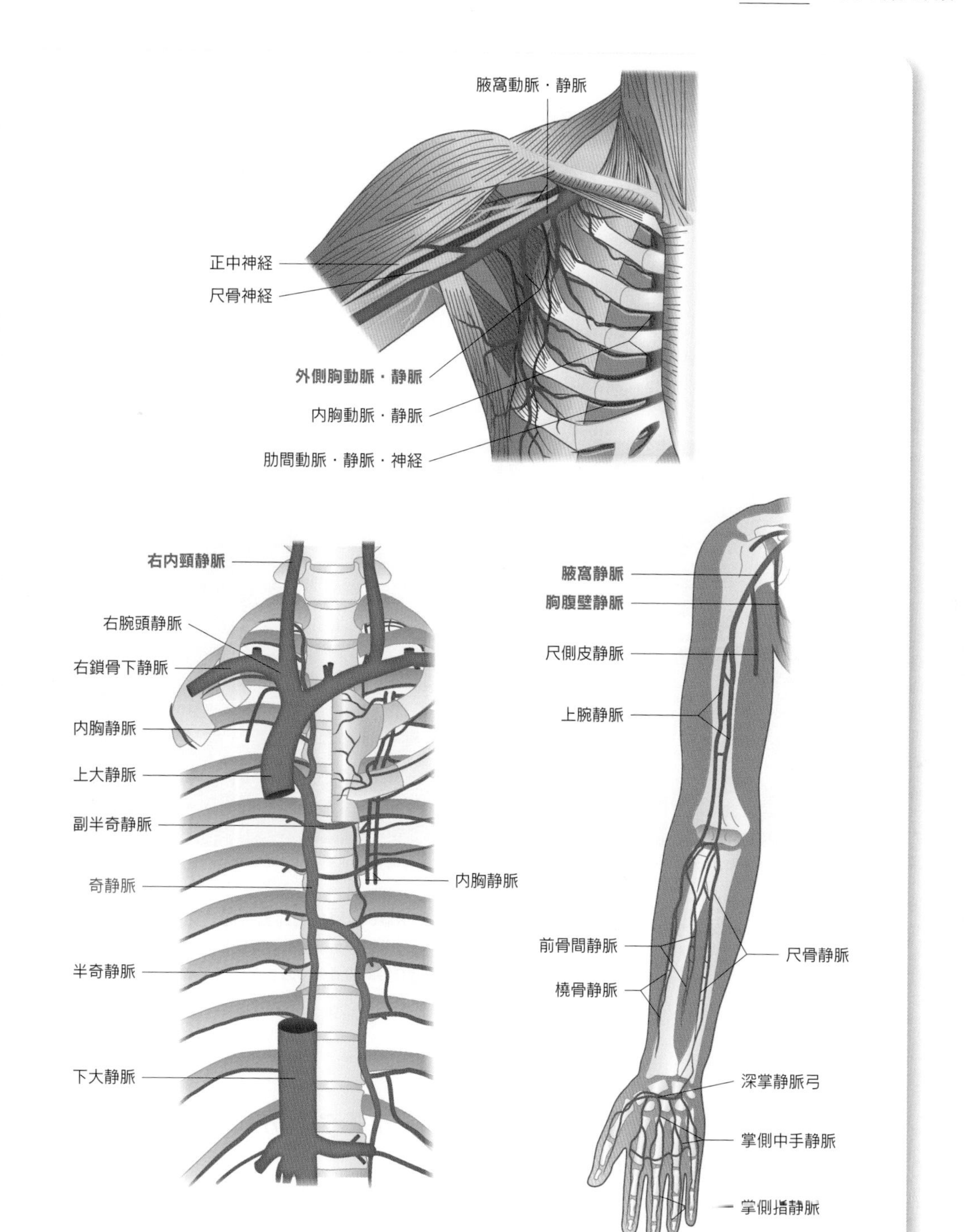

図3-3 PICCが迷入しやすい血管

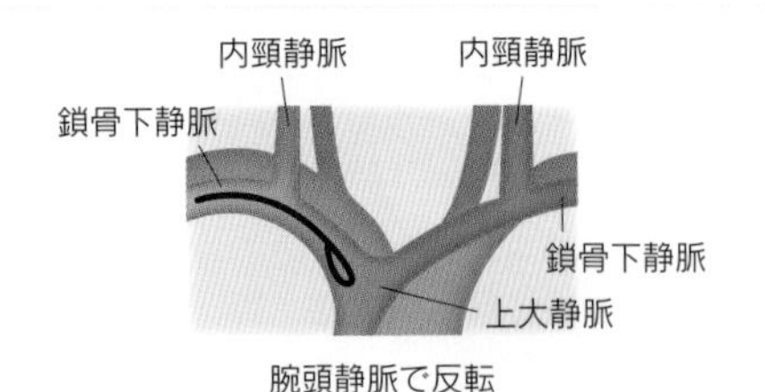

図3-4　カテーテルの迷入

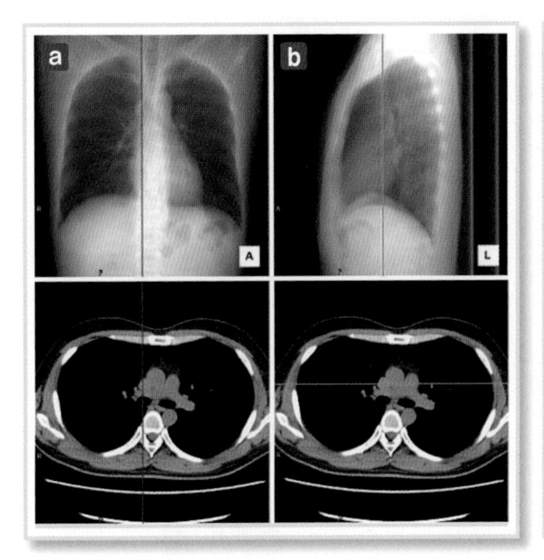

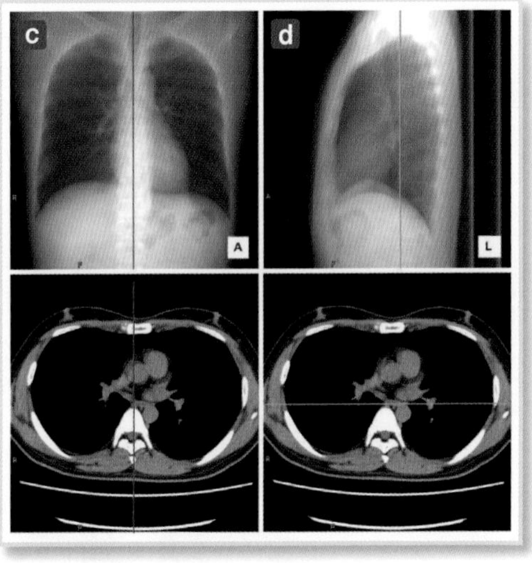

図3-5　上大静脈と奇静脈のX線写真の位置関係

a 上大静脈のX線正面写真とCTの位置関係　b 上大静脈のX線側面写真とCTの位置関係
c 奇静脈のX線正面写真とCTの位置関係　d 奇静脈のX線側面写真とCTの位置関係

C．適切な位置にPICCを挿入することができ，挿入後の調節などが不要

PICC先端の最適位置は，血栓形成や機能不全の発生率の低さから上大静脈の下1/3がよいといわれています[3〜6]．別の研究者によると最適なカテーテル先端位置は，Zone A（上大静脈下半分〜右心房上部），Zone B（上大静脈上半分および左腕頭静脈合流部），Zone C（左腕頭静脈）に分類され（図3-6），右側から挿入されたカテーテルの場合はZone B，左側から挿入されたカテーテルの場合Zone Cとし，やや浅めになっています[7]．Zone BやZone C留置の場合，翌日造影CT撮影後に胸部X線を撮影すると，内頸静脈にカテーテル

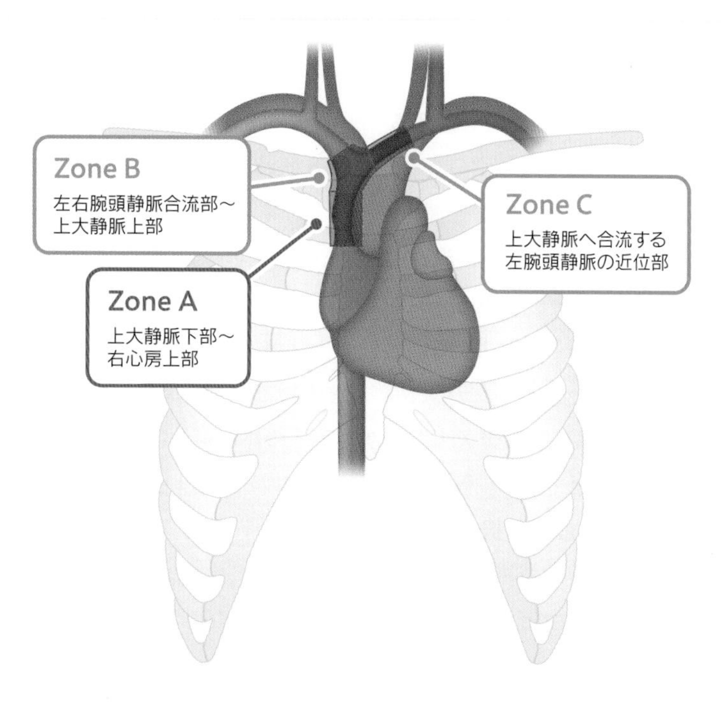

図3-6 カテーテル先端位置

の先端が移動していた症例がありました．このため，本項では，カテーテル先端の最適位置を上大静脈下1/3とします．X線透視下でPICC挿入を行わない場合の測定方法として，「穿刺部位から同側の胸骨鎖骨切痕までの直線距離」+「第3肋間までの距離」をあらかじめメジャーなどで測定しておき，カテーテル挿入長の目安にしています．そのため，実際に挿入すると，人によってPICC先端位置が深くなることや浅くなることがあり，深すぎた場合，X線写真確認後に引き抜いて固定しています．X線透視下で挿入せず，PICC先端位置が浅くなった場合は，感染防止の観点からも再びカテーテルを進めることはできないので再挿入ということになります．X線透視下で実施した場合には，気管分岐部第2椎体下まで直接確認できるため，挿入長を再度調節する必要はありません．

ただし，X線透視下であっても，パワーPICC®（株式会社メディコン）を挿入する場合，先に挿入長を確認し，カテーテルをカットしてから挿入するため，短くなることはあります．

2 X線透視下でのPICC挿入方法・注意点

手順1 穿刺体位を整える

初めに，モニタリングの準備と同時に患者の体位を整えます．体位を整えることは，PICCを挿入する上で非常に重要です．患者を仰臥位にし，可能な限り上腕を外転させた肢位にします（図3-7）．上腕を外転させることで，カテーテルの先端が内頸静脈へ迷入することを予防します．他にも体位をとるときに大切なことは，上腕ができるだけ平らになるようにすることです．上腕の下にバスタオルを入れておくと尺側に平面がとりやすく，腕の緊張もとりやすくなります．患者の体位が少しでも楽になるようにバスタオルなどで腕の位置を整えます（図3-7）．

https://vimeo.com/564001657/67a1c32722

手順2 血管選択（プレスキャン）

血管穿刺の前にプレスキャンを行います．エコーによる血管走行の確認を行い，標的血管を同定します．短軸像（血管の輪切りの画像）で確認後（図3-8），長軸像で血管走行を確認します（図3-9）．この血管選択の作業はとても重要になるため，しっかり時間をかけて行いましょう．プローブを体表に垂直に当てるようにします（図3-10）．プローブを斜めに当てて穿刺してしまうと，針先の描出やそのあとの操作が不正確になります．血管を選出したらマーキングしておくと，清潔操作後に再度確認の際に見失いにくくなります．

手順3 穿刺点の選択

上腕を3等分した中央のGreen Zoneからの穿刺が望ましいとされています[5]（図3-11）．肘関節に近いRed Zoneでは，カテーテルやドレッシング材が肘

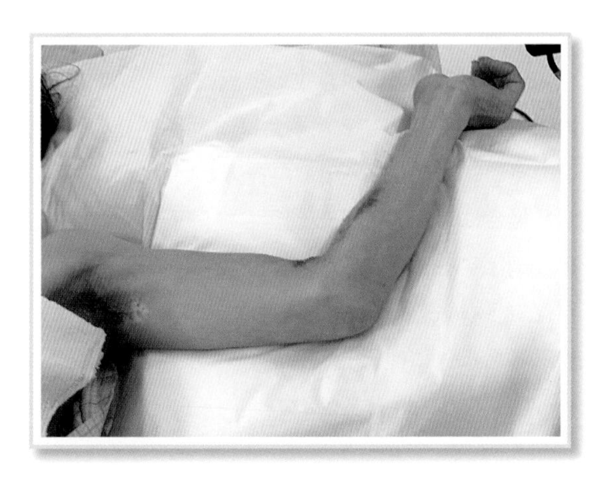

図3-7 患者の肢位

上腕を外転させ，バスタオルをたたんで腕の下にできるだけ平らになるように置く．

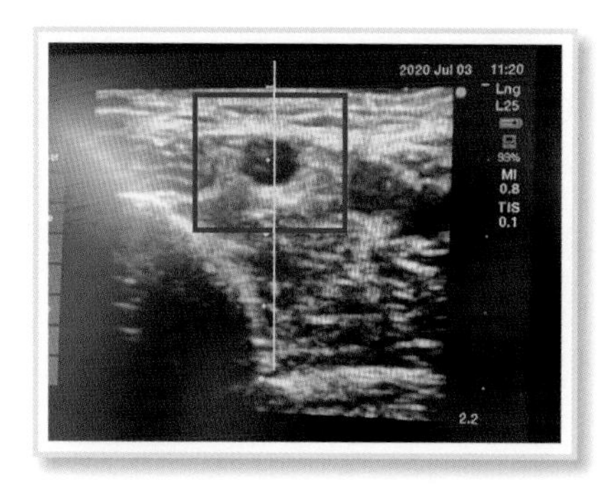

図3-8 血管描出（短軸像）
エコー画面の中央に血管の中心を合わせる.

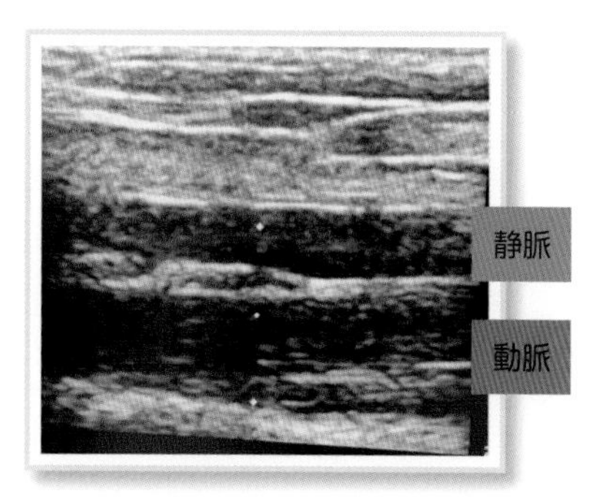

図3-9 静脈の長軸像
血管の走行を確認する.

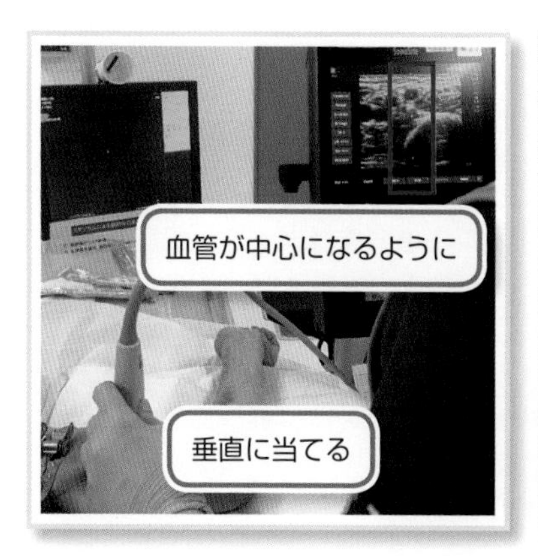

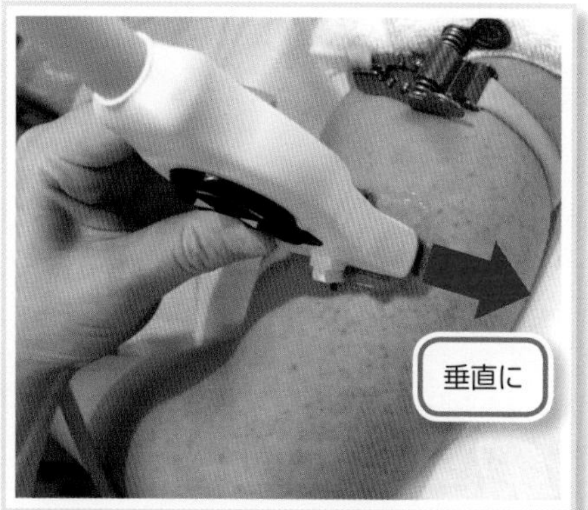

図3-10 血管描出の際のエコープローブの当て方

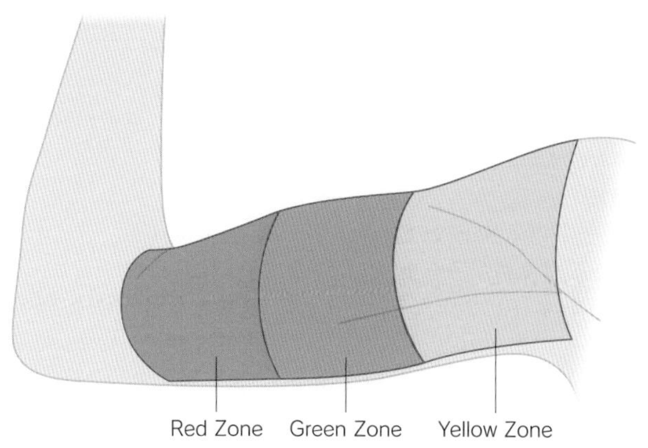

◀ 肘～腋窩線までを 3 等分した中央が Green Zone

図3-11 穿刺点の選択範囲

（Dawson RB：PICC zone Inserition Method™（ZiM™）：A Systematic Approach to Determine the Ideal Inserition Site for PICCS in the Upper Arm. J Assoc Vasc Access, 16：156-165, 2011. を参考に作成）

関節に干渉して動きを妨げたり点滴の滴下不良を引き起こす場合があります．また，穿刺に伴い血腫を形成した場合，臥位の時間が長い患者では重力に従って肘関節周囲に血腫が形成され肘窩部に近い神経や血管を圧迫する可能性があります．Yellow Zoneからの穿刺は，腋窩に近いため湿り気が多く血流感染のリスクが高まるとされています[4]．

さらに，穿刺点として避けるべきなのは，直後に血管が狭くなってしまう部位や動脈の下などにもぐってしまう部位，正中神経や上腕動脈など神経や動脈に近すぎる部位，上腕二頭筋や上腕筋などを貫くルートでの穿刺です．筋層を貫くと，まず穿刺のときに余計に痛いです．またカテーテル

One Point Advice

挿入前に！ 必ず事前準備をしましょう！

1)患者の情報収集，事前準備

必ず患者の情報収集をあらかじめ行いましょう．原疾患，患者の状態，服薬歴，血液検査データなどから，PICC挿入に支障となる上肢の関節拘縮や皮膚障害，血流感染がないか，凝固異常(血小板減少，APTTやPTの延長)あるいは抗凝固薬・抗血小板薬の使用はないか，手技中の体位保持に協力してもらえるか，頸部の可動域制限がないかなどを確認します．また可能であれば胸部CT画像を確認し，PICCが通過する血管の血栓症や血管異常がないかをみておきます(胸部CTの読影についてはp.22参照)．

PICC挿入について患者および家族に対して十分に説明し，同意を取得します．

手技には準備から終了まで30分程度，長いと1時間以上を要することがあり，あらかじめ排尿を済ませてもらっておきましょう．可能であればシャワー浴や清拭なども済ませておき穿刺部位を清潔にしましょう．

2)防水シーツの準備，汚染予防

穿刺側のベッド上を広くあけてワーキングスペースを確保するため，ベッドの中央より非穿刺側に寄って臥位をとってもらいます．寝衣の袖を十分まくり上げていても，手技中に袖が清潔野に入って汚染するリスクを回避するため上半身は脱いでもらうか，ノースリーブの肌着などで行うとより安全です．穿刺側の肩から腕の下にかけて広く防水シーツを敷きます．不必要な露出を避けタオルケットなどで保温します．手技中の安楽は，患者が同一体位を無理なく継続するために重要なポイントです．

3)サインイン，タイムアウトの実施

患者誤認を防止するために，手技前には各施設の規定に従って，サインイン，タイムアウトを行いましょう．関わるスタッフは全員が手を止めて，患者と一緒にフルネームおよび生年月日または患者ID，行われる手技名(PICC挿入を行うこと)，使用する局所麻酔の薬剤名，起こりうる合併症，記載済みの同意書，PICC挿入開始前のバイタルサインについて確認し，共有しましょう．

4)ベッドサイドモニタの装着，バイタルサイン測定

実施前(安静時)のバイタルサインを把握しておくことは，急変に備える上で非常に重要なことです．

備えあれば憂いなし！ 事前準備は怠らないようにしましょう．

留置後も，肘関節を屈曲するたびに筋収縮に伴ってカテーテルの内腔が狭くなり点滴の滴下不良の原因となりうるので避けましょう（**図3-12**）．

穿刺点を決定したら皮膚ペンを用いてマーキングします．このとき，1つ目の穿刺点でうまくいかなかった場合に備えて，2つ目の候補を見つけて印をつけておくと安心です．

One Point Advice

血管選択（プレスキャン）について

まず，駆血しない状態でエコーを用いてプレスキャンを行います．このとき，gain（明るさ）とdepth（深さ）を適切に合わせます．プレスキャンは腋窩近くの中枢側まで行い血管径を確認します．駆血しない状態で血管径がカテーテル径の3倍以上なければ，カテーテル留置後に静脈血栓症を起こすリスクが高まるという報告があります[3)]．カテーテルの外径は種類によって異なり，4Frで約1.40～1.45mm，5Frで約1.70～1.80mmです．使用するPICCの添付文書やカタログなどで外径を確認しておきましょう．ただ実際には，エコーで血管を確認してみると駆血した状態であっても直径が4mmにも満たない血管はよく見かけますが，上肢の血栓症や肺塞栓が臨床上問題になることはあまりありません．ただし，上肢の血栓でも深部静脈血栓症（DVT）を引き起こすおそれがありますので，あまりに細すぎる血管は避けましょう．

次に駆血をして，前腕の上腕尺側皮静脈，上腕静脈，橈側皮静脈の少なくとも約5cm以上にわたり比較的まっすぐな血管を選択します．刺入が浅すぎると，初めの穿刺が成功していてもシース付きマイクロイントロデューサのシース部（p.52，図1参照）が血管から外れてしまう可能性が高まります．

上腕尺側皮静脈は動脈から離れているため第一選択となりますが，上腕静脈は周囲の組織との結合が弱く穿刺時に血管が逃げやすいです．また，血管径が小さく穿刺に向かない場合もあり，その場合は上腕静脈を探します．橈側皮静脈は，腕頭静脈との合流角度がより直角に近く，他2つの血管に比べてカテーテルが進みづらくなる確率が高いため，あまり選択されません（**図1，2**）．

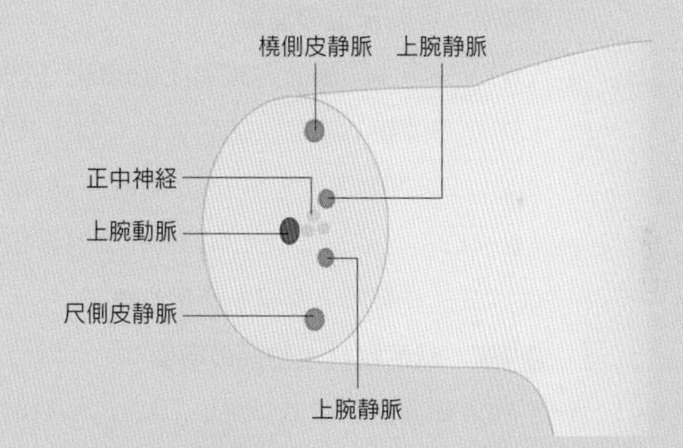

図1　右上腕の血管の解剖

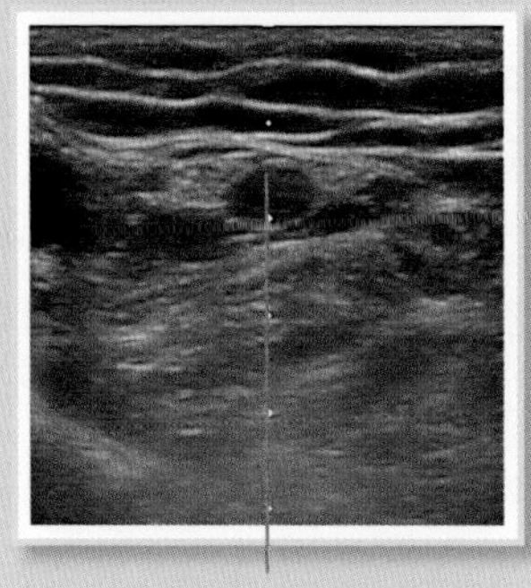

図2　右上腕尺側皮静脈（左：短軸像，右：長軸像）

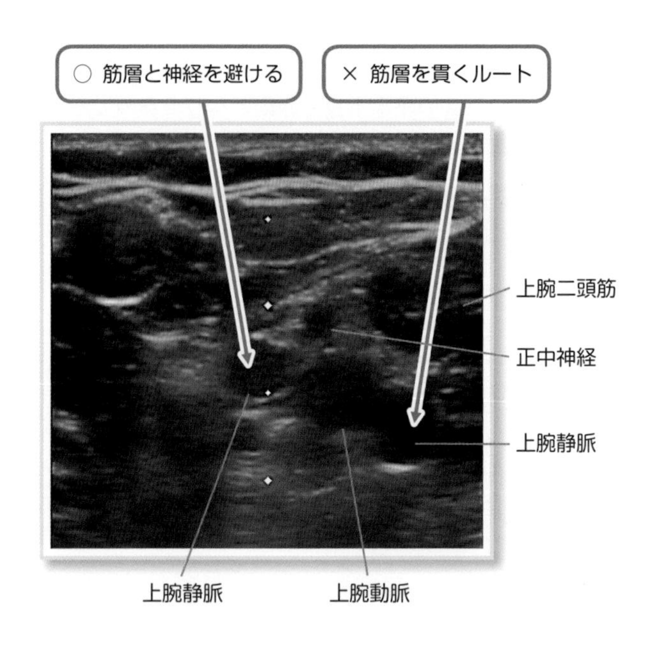

図3-12　上腕静脈と上腕二頭筋

手順4　**穿刺部位の消毒**

カテーテル関連血流感染症（CRBSI）予防のためにも，穿刺部周囲を清潔にしてから消毒します．人によっては，皮膚の乾燥や汚れが強い患者もいるため，タオルなどでしっかり清拭し，アルコール消毒綿で何回か拭いた後に，1％クロルヘキシジンアルコールで消毒します．アルコールが禁忌の患者には，ヨード系の消毒薬を使用します．

手順5　**滅菌器材・物品の準備**

PICC挿入は，マキシマル・バリアプリコーション（高度無菌防護予防策，MBP）で実施します．清潔になった状態で必要物品を準備します（**図3-13**）．エコーも滅菌プローブカバーを装着し，清潔操作で行います．

https://vimeo.com/563122693/6a149447fd

手順6　**ドレーピングと駆血**

患者の顔が直接当たらないようにフェイスガードなどを準備し，ドレープをかけます．介助者にドレープの下から駆血してもらいます．

手順7　**標的血管（尺側皮静脈，上腕静脈）の描出**

標的血管がエコーの短軸像で中央になるように描出します．次に長軸像にし，血管の走行を確認します（p.43，**図3-9**参照）．血管の走行確認後に，再度短軸像にし，マーキングしていきます．血管選択ですが，第一選択は尺側皮静脈にします．上腕静脈の近くには正中神経が通っているため，できるだけ上腕静脈は避けていますが，尺側皮静脈の血管径が細い人も多い

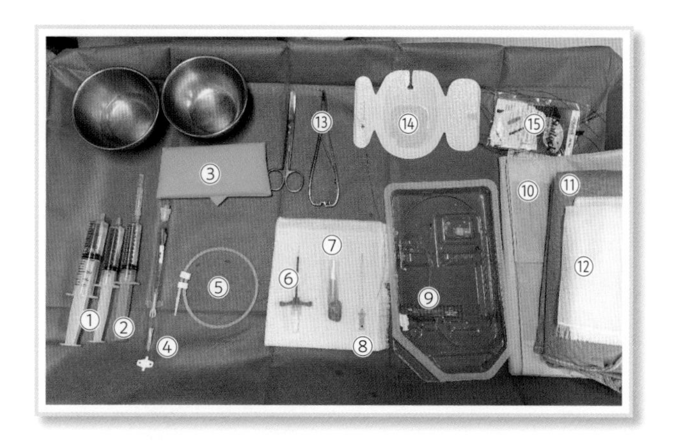

図3-13 PICC挿入時の必要物品（グローション®カテーテルの場合）
①生理的食塩水 ②1％キシロカイン® ③エコーカバー ④カテーテルコネクタ ⑤ガイドワイヤ ⑥マイクロイントロデューサ ⑦メス ⑧21G穿刺針 ⑨カテーテル ⑩ドレープ ⑪滅菌ガウン ⑫ガーゼ ⑬針，糸 ⑭ドレッシング材 ⑮スタットロック®

ため，血管径がより太い血管を選ぶ場合に上腕静脈が選択肢になることもあります．その理由は，血管径が細い場合，血栓形成リスクが増加するためです．

手順8 エコーガイド下による穿刺

https://vimeo.com/563122756/9ec48fc7a5

• ニードルガイド使用の場合

エコーで標的血管を再度確認します．標的血管の短軸の中央が，エコー画面の中央にくるように設定します．わかりやすくなるように中央線を出す設定にするとずれにくいです．ニードルガイドを使用する場合は，エコープローブに，エコーカバーの上からニードルガイドをはめ込みます．ニードルガイドは，1cm，1.5cm，2cmに分かれているので（**図3-14**），対象患者に合うものを選択し，はめ込みます（**図3-15**）．ニードルガイドに，穿刺用針をはめ込みセットしていきます（このとき，針はニードルガイドから出ないようにしておきます）（**図3-16**）．セットできたら，ニードルガイドに沿って針を進めていきます（**図3-17**）．このときに，エコープローブの固定が重要になります．指でしっかり固定し，ずれないように気をつけながら進めます．エコーモニター画面の中央になるように標的血管の短軸をセットしてあるため，少しずつ進めていくと，血管を突き破り針先が血管の中心に見えてきます．そこまで進めたら，ニードルガイドから針を外し，エコーをいったん近くに置いて逆血の確認をします．逆血が確認できたらガイドワイヤを進めていきます．

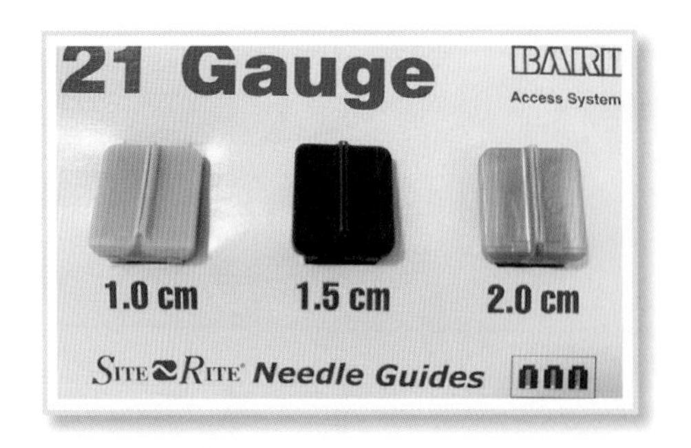

図3-14　ニードルガイドのサイズ

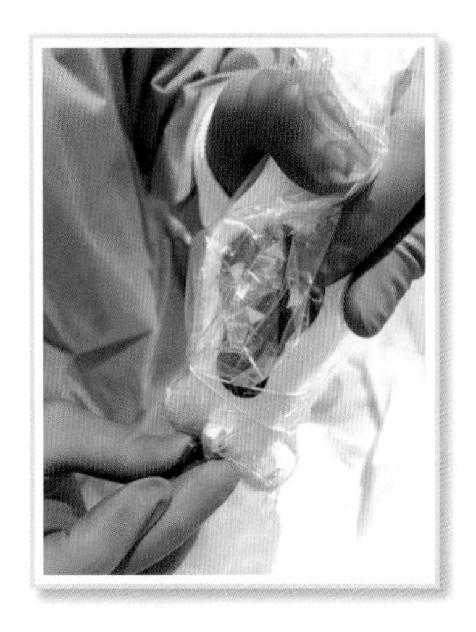

図3-15　ニードルガイドの装着方法
標的血管の深さに適したニードルガイドを選択し，下からはめていく．カチッと音がするまではめ込む．

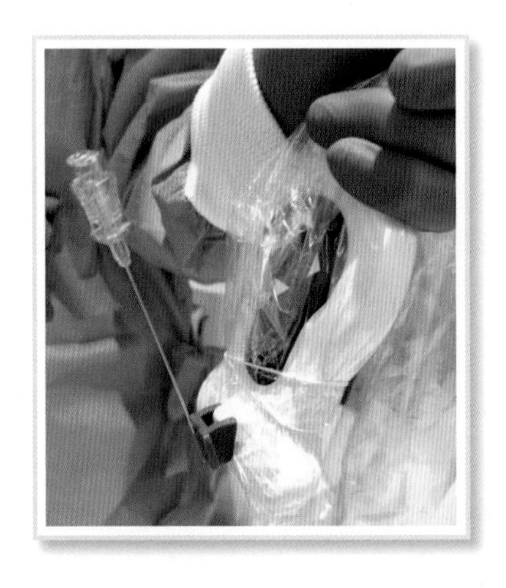

図3-16　穿刺針とニードルガイドの装着
穿刺針をニードルガイドの溝に沿ってスライドさせながら装着する．針は先端からはみ出さないようにする．

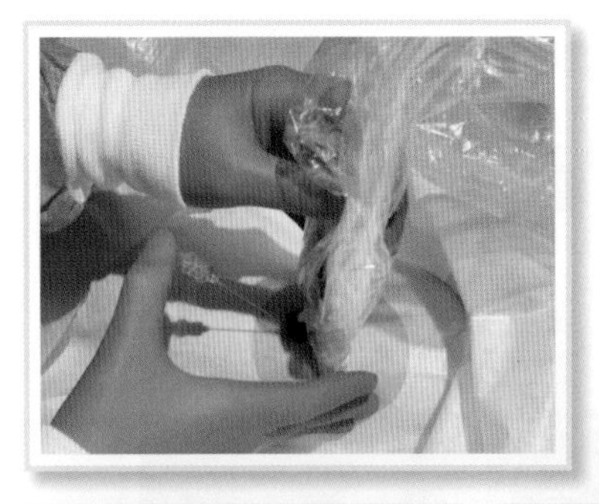

a 少しずつ針を進める.

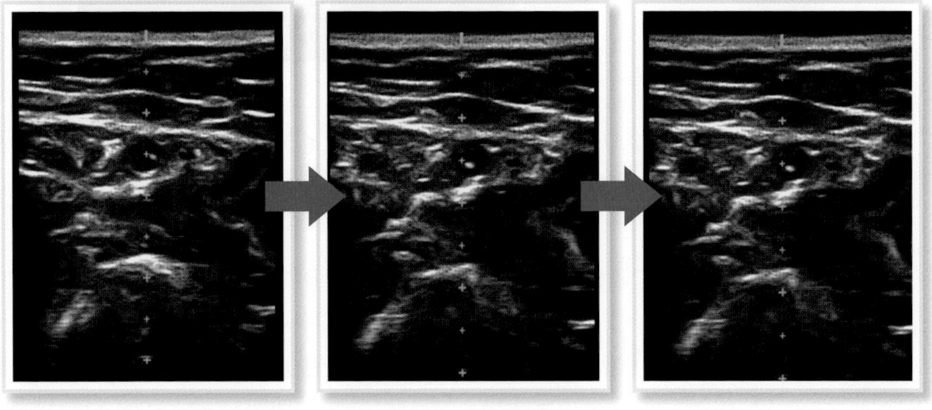

b ニードルガイドを使用し血管穿刺する様子（エコー画面）.

図3-17　ニードルガイドの使用

https://vimeo.com/563122798/4387898650

• フリーハンドによるエコーガイド下の穿刺の場合

前述のとおり，エコーで標的血管を再度確認します．標的血管の短軸の中央が，エコー画面の中央にくるように設定します．穿刺針を浅めに穿刺し，エコー画面で血管上に針先があるかを確認します（**図3-18**）．穿刺針を進めていき針先が消えたらエコーをずらしてまた少しずつ進めていきます．血管の中心に針先が見えたらエコープローブを外し，エコーを長軸にし，針先が血管内にあることを確認し，逆血も確認したらガイドワイヤを進めていきます．

https://vimeo.com/563122857/802155f67d

手順9　ガイドワイヤ挿入

ガイドワイヤは，1秒に1cmくらいのスピードで挿入していきます．5cmくらい挿入し抵抗がなければ，続けてゆっくり挿入していきます．抵抗なく挿入できたら駆血帯も外します．X線透視下で確認しながら挿入していきますが，抵抗がある場合や，尺側皮静脈や上腕静脈などの血管走行でないときは，細静脈への迷入などの可能性があるので，ガイドワイヤを除去し，再度血管穿刺から実施します．X線透視下で確認しながら挿入し，抵抗なく，鎖骨下周囲まで挿入していることを確認できたら，針を抜いていきます（**図3-19**）．

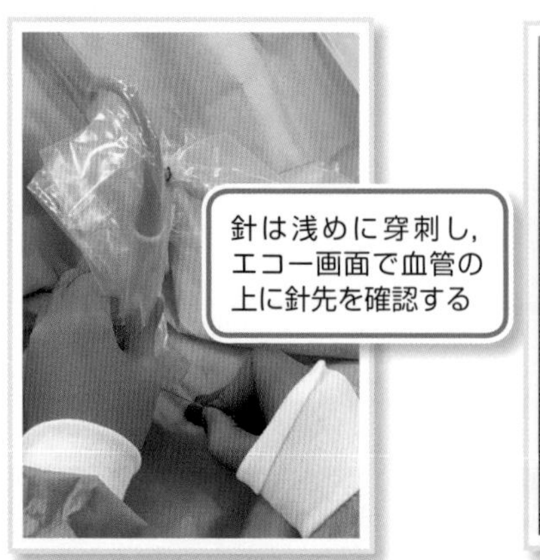

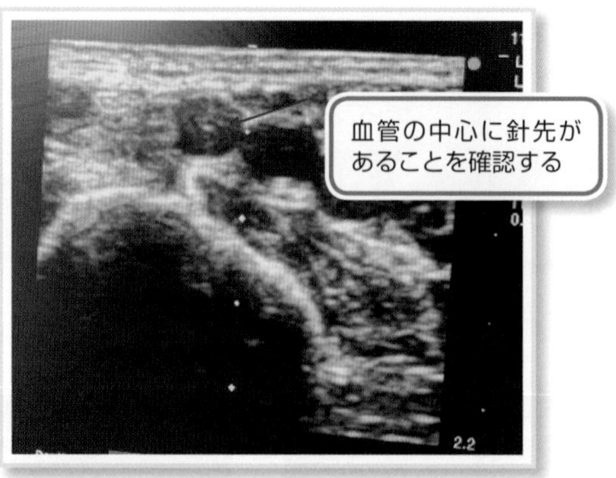

図3-18　フリーハンドによるエコーガイド下の穿刺

X線透視下で確認し，血管内に入っているのに抵抗がある場合には，駆血帯の確認を行い，外していなければ外してもらいます．

ガイドワイヤ挿入時に患者がしびれなどを訴えたら（多くは上腕静脈に挿入の場合），近くに正中神経が走行しているため，ガイドワイヤを抜きましょう．しびれはガイドワイヤを抜去すると，しばらくして徐々に改善し

One Point Advice

血管穿刺について

穿刺針には金属針とプラスチックカニューレ針とがあります．プラスチックカニューレ針の場合，外筒を進められなかったときは穿刺は成功となりません．通常，シリンジを付けずに穿刺針のみを用い，皮膚から約30～45°の角度で穿刺します．静脈圧は動脈圧と比べて低く，最初からシリンジを穿刺針に接続しておくとシリンジの内筒を引かなければ逆血が確認できないためです．

穿刺の際は，エコープローブが患者の上腕からずれてしまわないようにプローブを持っている手の第4指と第5指を開いて安定させます．エコーで短軸像を確認しながらスナップをきかせるようにして血管前壁を穿刺します．このとき，あまりゆっくり針を進めると静脈壁は軟らかいため前壁を針が貫通しないまま伸びて後壁と触れ，穿刺できたときには後壁も同時に貫いてしまう，というリスクが高まります．後壁を貫いてしまうと付近にある別の血管も穿刺してしまったり，血腫を形成してそれ以降の操作が難しくなったりすることがありますので，できるだけ前壁のみの穿刺とするようにしましょう．また，穿刺の瞬間に見えていた針先がエコー画像から消えたようになることがあります（図1）．この理由は，針先と針のシャフトの部分はエコーによる見え方が異なるためです．針先は超音波の乱反射によって像を結びますが，針のシャフト部分は超音波のビームとの角度が90°に近いほど良い像が得られます（図1-C）．したがって，プローブと針の角度が鋭角になっている場合に，穿刺の直前には針先がエコー画像に写っていても，そこからスナップをきかせて針を進めた瞬間にシャフト部分は写らないため針がエコー画像から消えたように見える，ということが起こります．2次元画像であるエコー画像において，見ているものが針先であると認識するためには針のシャフトの部分から追って先端を探すとよいので，先端を探す際にはプローブと針のシャフト部の角度に注意してください．プローブを倒す場合，滅菌エコー

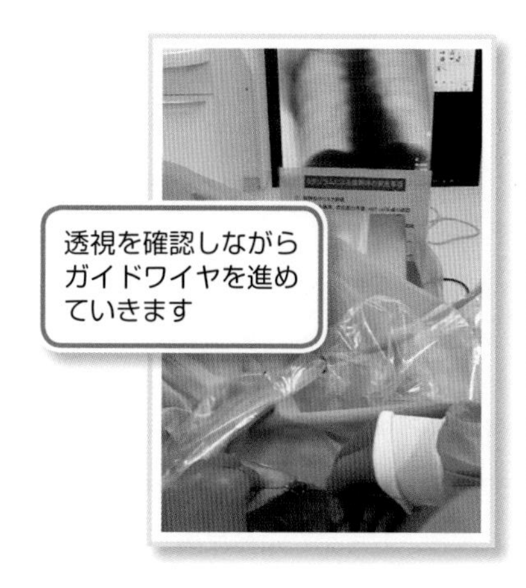

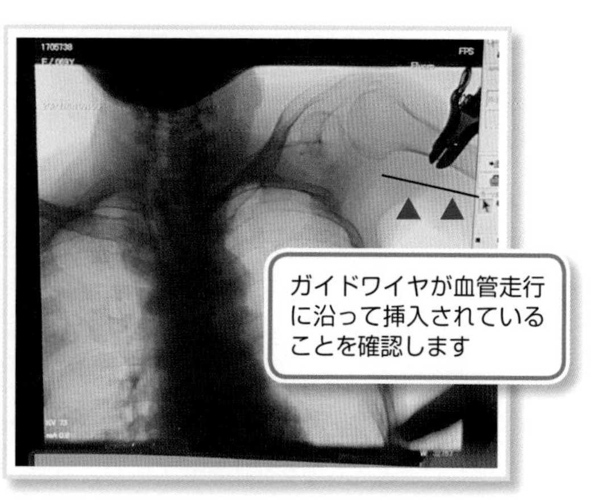

図3-19 透視下でのガイドワイヤ挿入

てきます．しかし，直接血管穿刺時に神経損傷した場合は別です．

患者に声かけをしながら，進行状況を説明し，あとどのくらいかなどを伝えると患者の不安も少しは軽減されると思いますので適宜声かけを忘れないようにしましょう．モニタもチェックし，異常時にすぐに気づけるようにしておきましょう．

ゼリーをたっぷりつけてプローブと皮膚の間にすき間ができないようにする必要があります．

なお，穿刺前に局所麻酔を先に使用しておくと，痛みがなくなるというメリットはありますが，エコーの描出が若干悪くなるというデメリットがあります．

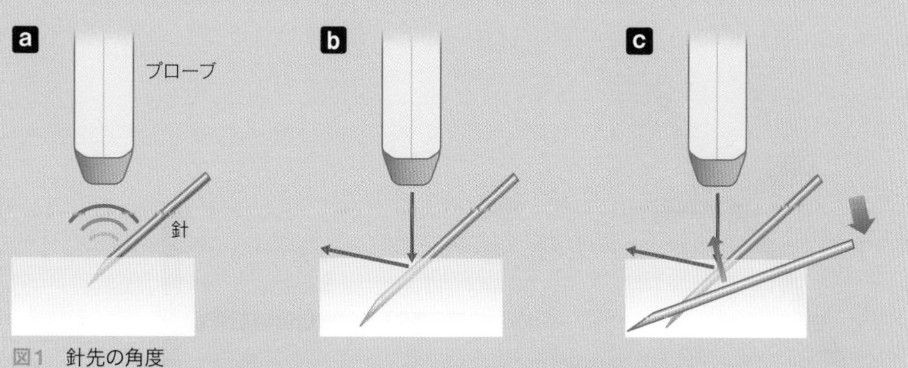

図1 針先の角度

a 針先では超音波が乱反射するため，針の角度にかかわらず先端が描出される．
b 針のシャフト部分は針の刺入角度が深いままだと像を結ばない．
c 針とプローブの成す角度が90°に近づくよう針を手前に寝かせるかプローブを向こう側（患者の中枢側）に倒すようにして調整するとシャフトが見えやすくなる．

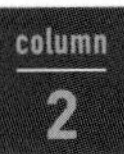

カテーテル挿入方法に関する用語の整理

ここでカテーテル挿入方法に関する用語の整理をしましょう．臨床でもよく使われる用語「セルジンガー法」は，臨床では一度血管を貫通させ，その後引き戻しながら血管に留置させる方法として使用されますが，実際には違います．以下に説明します．

- modified-Seldinger法

1953年スウェーデンの放射線科医Seldingerが，動脈にカテーテルを挿入するために金属針を血管に刺して，ここからガイドワイヤを用いる方法を開発しました．それまでは，皮膚を切開し動脈そのものを露出させて血管にカテーテルを挿入していたため皮膚損傷が少なくて済むようになりました．これがoriginal Seldinger techniqueです．

その後，末梢静脈留置針を用いて外套のみを血管に残し，ここからガイドワイヤを通し，ダイレータで血管の穴を広げてからシースを挿入しガイドワイヤを抜き去ってからカテーテルを挿入する方法，modified-Seldinger technique（MST）が開発されました．ガイドワイヤはダイレータを血管内に留置させることが目的であるため次に述べるover-the-wire方式よりも短いものを用いて行います．

- over-the-wire（OTW）方式

ガイドワイヤを目的とする血管（上大静脈や腕頭静脈）まで進めてからカテーテルを進める方法で，ガイドワイヤの先端位置をリアルタイムに見る必要があるため，X線透視下で行います．

- シース付きイントロデューサを用いる方法

グローション®カテーテル（株式会社メディコン）では，先端に3 way valveをもつクローズドエンド型となっているため，ガイドワイヤを通してカテーテルを目的の血管まで導くことはできません．そこで，シース付きマイクロイントロデューサ（ダイレータおよびシース）を用います（**図1**）．ガイドワイヤを通した後，内側のダイレータ部を抜去し外側のシース部のみ血管内に残します．そこからガイドワイヤなしでスタイレットが内装されたカテーテルを挿入する留置方法です．最終的にはダイレータ部を体外に引き出してから割り裂いてカテーテルより外します．

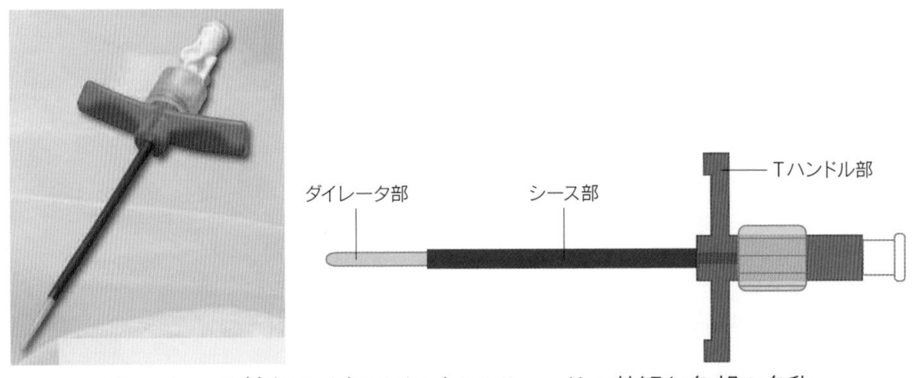

図1　シース付きマイクロイントロデューサの外観と各部の名称

パワーPICC®（株式会社メディコン）の場合，キットによって図3-20のようにタイプが分かれています．over-the-wireを使用の場合，ガイドワイヤを上大静脈下1/3まで進め，ガイドワイヤの挿入長を基にカテーテルを切断します．カテーテルをガイドワイヤに沿わせてシース内より挿入し，カテーテルを前進させ，適切な位置まで進めます．このタイプの場合は必ず透視下で行います．

構成品	MSTタイプ	OTWタイプ	シャーロック3CGタイプ
カテーテル	○	○	○
スタイレット	○		○
ガイドワイヤ(50cm，0.018inch)	○		○
ガイドワイヤ(135cm，0.018inch)		○	
メス(セーフティ機能付き)	○	○	○
イントロデューサ針(穿刺針21G)	○	○	○
イントロデューサ針(シース付きセーフティ穿刺針20G)	○	○	○
イントロデューサ	○	○	○
スタットロック(スタットロック・前処置剤)	○	○	○
シリンジ	○	○	○
エンドキャップ	○	○	○
メジャリングテープ	○	○	○
シャーロックキット(ECG電極リード・Yセンサカバー・リモコンカバー・固定用ゴムバンド)			○

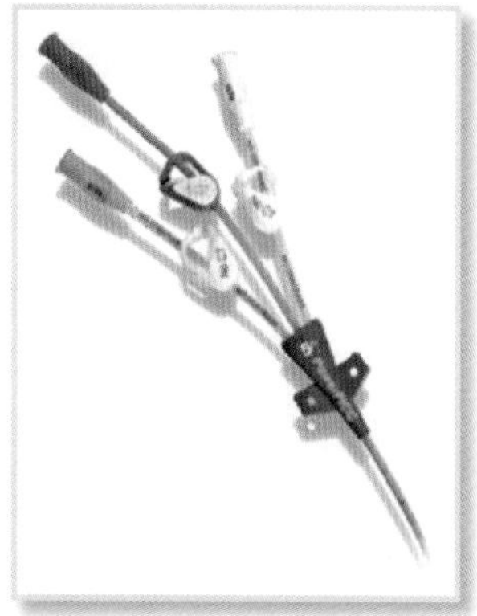

（株式会社メディコン，パワーPICC®カタログ）

図3-20　パワーPICC®のキット構成

手順10　ダイレータ挿入

ダイレータ（シース付きイントロデューサ）は太いので，挿入前の局所麻酔が不十分であると，患者はかなりの痛みを訴えます．そのため，挿入前にはしっかり局所麻酔を行った上で，メスで穿刺部皮膚の真皮まで切開します（図3-21）．切開が少ない場合には，ダイレータが進まないことがあります．無理やり挿入すると血管外に迷入することもあるため，2mm程度切開し，ガイドワイヤの先端を持ちながら少しずつ進めていきます．血管内に挿入されると，ズボッという感触があるため，静脈内に挿入されたのがわかります．血管内に挿入されたことが確認できたら奥までしっかり挿入します（図3-22）．ダイレータを奥まで挿入したら，ガイドワイヤが抵抗なく動くことを確認し（図3-23），ガイドワイヤを除去します．10mLのシリンジで逆血の確認を行い（図3-24），逆血の確認ができたら，イントロデューサを除去します．除去すると，血液が出てくるため，多量の流血を防ぐために，指でシースの入り口を素早く押さえておきます．

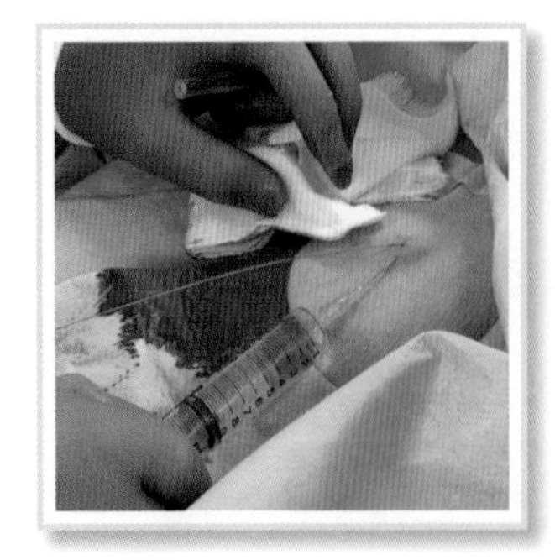
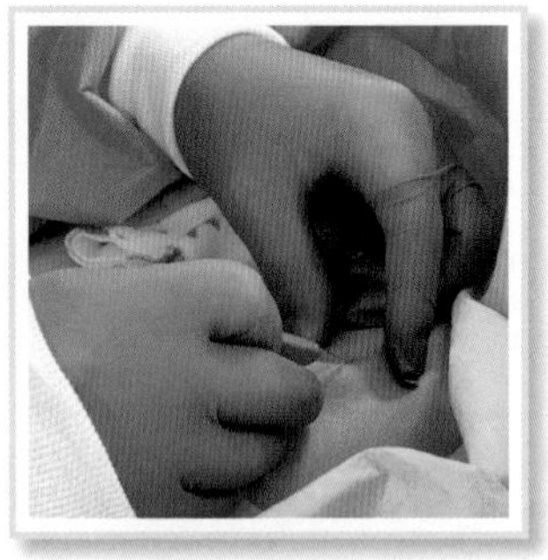

図3-21　局所麻酔と皮膚切開

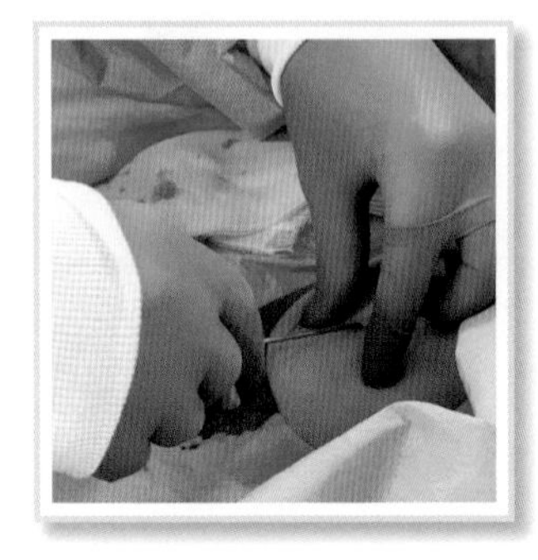
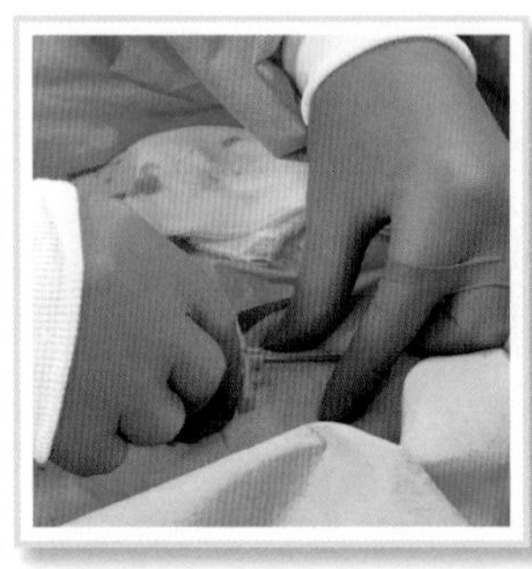
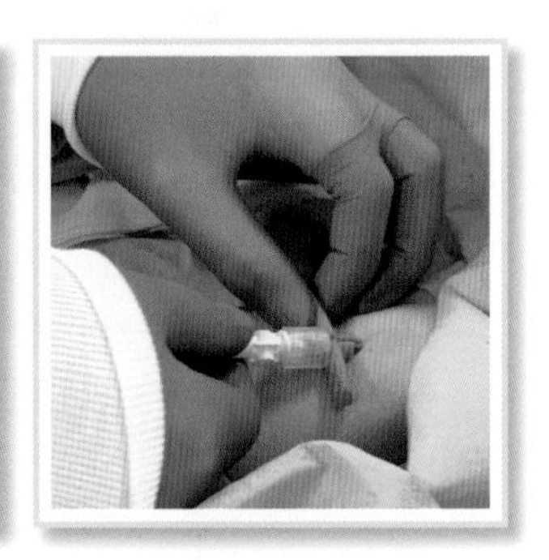

図3-22　ダイレータ(シース付きイントロデューサ)の挿入

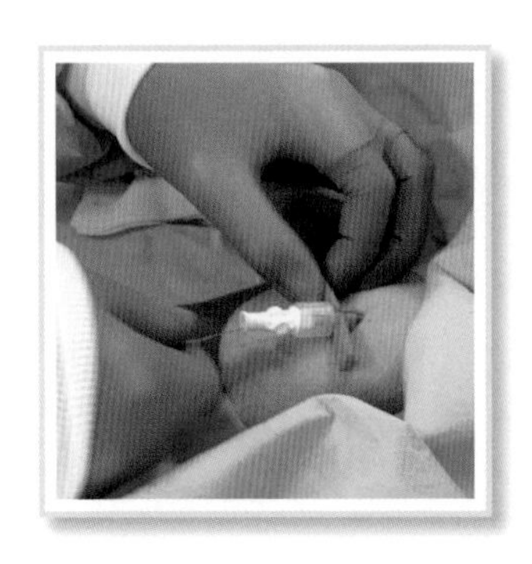

図3-23　ガイドワイヤが動くか確認

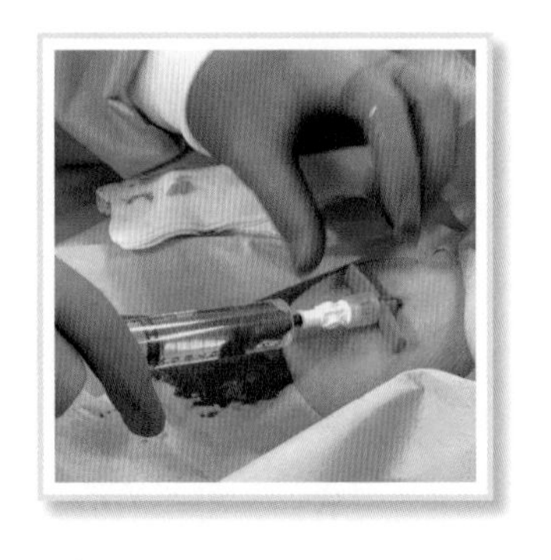

図3-24　逆血の確認

https://vimeo.com/563122930/00069bdc72

手順11　カテーテル挿入

X線透視下で確認しながらカテーテルを挿入していきます(図3-25).

血流に乗せるような感覚でカテーテルを挿入します．抵抗があり，カテーテルが進まなくなった場合は，他の血管に迷入したか，狭窄のため挿入できない可能性があります．他の血管への迷入の場合，透視を確認しながら

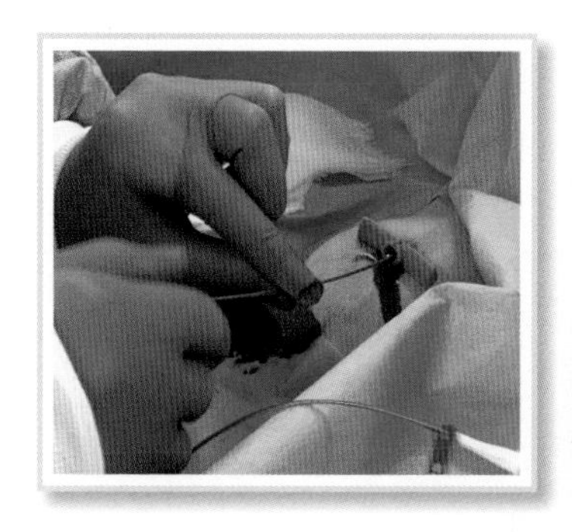
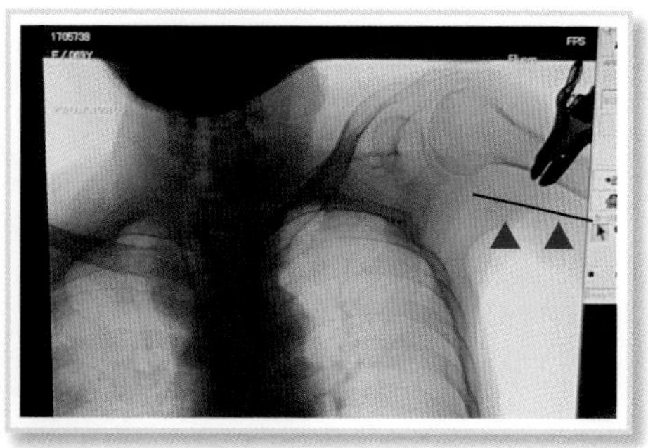

図3-25　透視の確認

抵抗を認める前まで戻し，再度ゆっくり進めていきます．それでもうまく挿入できない場合は，腕を上下に動かしたりすると，抵抗がなくなりスムーズに進むことがあります．何をしても内頸静脈に進んでしまう場合は，患者に挿入部位を見てもらうようにし，顎を下に傾けると上大静脈に進みやすくなります．また，反対側の腕頭静脈～鎖骨下静脈に進む場合は，上半身をできるだけ挿入部位に傾けるように体位をとると挿入側の上大静脈に進むことがあります．奇静脈への迷入の場合は，透視の正面像では非常にわかりにくいです(p.40，**図3-5**参照)．気管分岐部第2椎体下周囲まで進めていきますが，途中で進まない場合や，逆血を認めない場合には，奇静脈への迷入の可能性があります．側面像で確認するか，引き抜いて逆血を確認しましょう．

迷入の可能性もなく，明らかに狭窄で進まない場合は，造影するとわかります．医師に報告し，一緒に確認してもらいましょう．またCTがある場合は，事前に確認しておくと狭窄がありそうかなどが把握できます．

パワーPICC®の場合，透視で先に挿入長を確認しておき，カテーテルをカットしてから進めていきます．

手順12　カテーテル先端位置と逆血の確認

カテーテルは，上大静脈下1/3，気管分岐部より1～2椎体下に留置します[3・6]（**図3-26**）．これ以上挿入すると右房に入るため気をつけます．不整脈が出ていないか，モニタを確認しながら進めます．気管分岐部より浅くなると，血管径や血流量から血栓の形成リスクが高くなるといわれています[3～6]．

先端位置をX線透視下で確認したら，シリンジで逆血の確認を行います．スムーズに逆血できることが大切で，先端位置が上大静脈に挿入されていることの指標の一つになります．

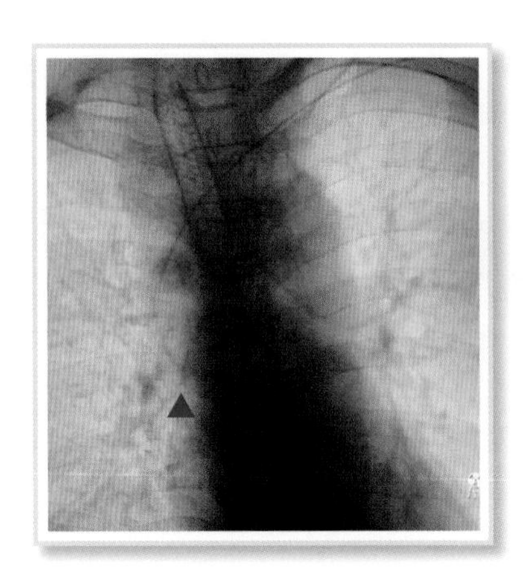

図3-26　カテーテル先端位置の確認

One Point Advice

皮膚切開について

ガイドワイヤの刺入部中枢側に局所麻酔を行い，メスでガイドワイヤの近傍から皮膚を1〜2mm程度切開します．メスの刃を皮膚側に向けてメスをガイドワイヤに沿わせてそっと1回押し入れ引き戻すようなイメージで皮膚をカットします（図1-a）．メスを前方に動かして刃先で皮膚を引っかけるようにしてカットすると，皮膚が伸びてからカットされ余計なダメージを受けます（図1-b）．

なお，皮膚が薄い高齢者の場合，皮膚を切開しなくてもシース付きマイクロイントロデューサを挿入できる場合もありますが，局所麻酔は忘れずに行いましょう．

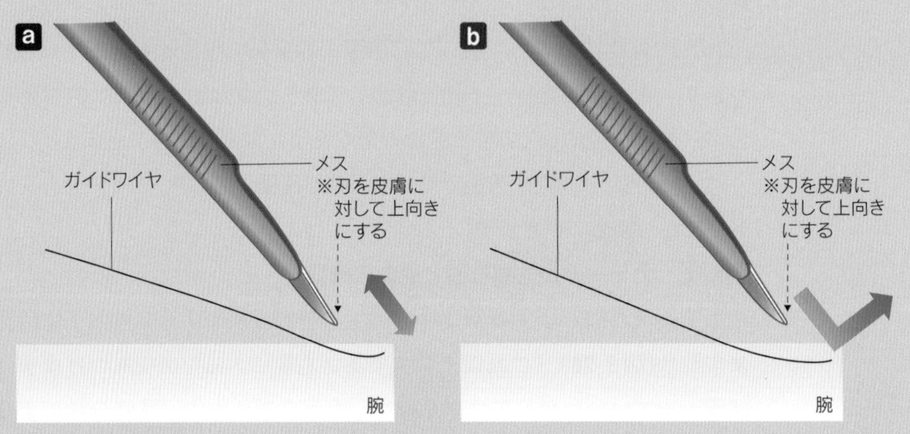

図1　メスの使い方

a 良い例
メスは刃先をカットしたい皮膚のほうに向け，ガイドワイヤに沿わせるように入れたあと真反対の方向に引き戻す．

b 良くない例
メスを入れた後皮膚を引っかけるようにしてカットすると，皮膚が引き伸ばされて余計なダメージを受ける．

手順13　スタイレット除去＋コネクタの接続

スタイレットを引き抜き除去します．カテーテルのみが静脈内に残ります．商品によって方法が異なるので，各製品に従って行います．

グローション®カテーテルの場合は挿入長＋8cmくらいでカットし(**図3-27**)，ロックスリーブをカテーテルに沿わせて進めていきます．カテーテルコネクタのステムをカテーテル断端より挿入し，ロックスリーブとカテーテルコネクタを接続します(**図3-28**)．その後も再度逆血を確認しておきます．逆血を確認したら生理的食塩水10mL以上注入し，生食ロックまたはヘパロックでカテーテル内の血栓形成を予防します(**図3-29**)．グローション®カテーテルはカテーテルが軟らかいため，いったんスタイレットを抜去すると挿入長を深くすることはできなくなります．またスタイレットを勢いよく引き抜くとカテーテルに無理な力が加わり破損するおそれがあります*1．

挿入長＋ 8cm くらいでカットすると固定しやすいです

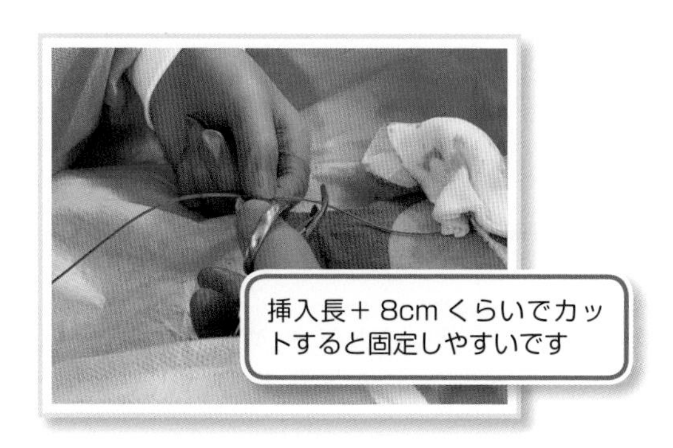

図3-27　カテーテルのカット

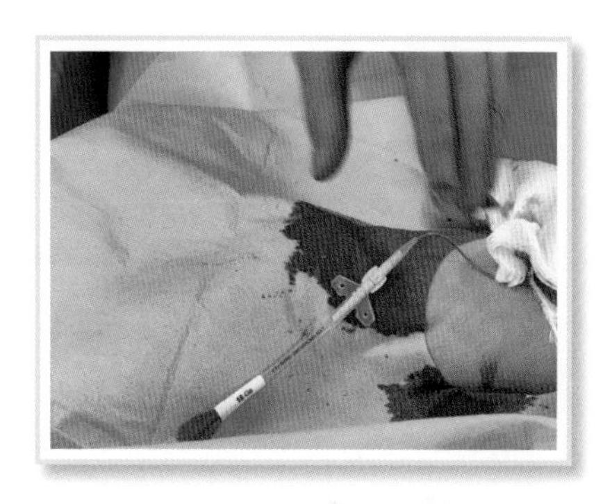

図3-28　カテーテルコネクタの接続

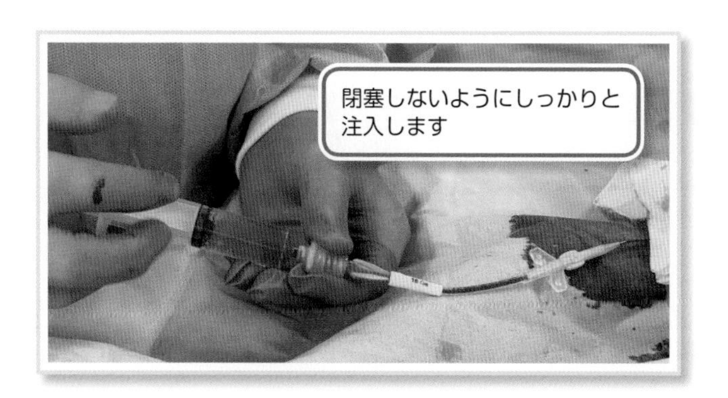

図3-29　逆血の確認と注入

＊1　パワーPICC®の場合は，初めに挿入長を測定し，カットしてあるため，そのまま進めていきます．0まで進めて逆血の確認をします．スタイレットはありません．

グローション®カテーテルの長さの調整をするため，シース付きイントロデューサを除去します．スタイレットと一緒にダイレータを抜去します．Tハンドル部を1～2cm引き抜きシース部を左右に割り裂き，さらに少し引き抜き左右に割り裂くことを繰り返し，最後まで裂いてカテーテルからシース部を除去します．

予定挿入長で挿入されたら，カテーテルを予定挿入長＋4～7cmの長さでカット，ロックスリーブ(グローションタイプ・シングルのみ)およびカテーテルコネクタを装着します(**図3-30**)．

手順14　X線透視で先端位置の確認

最終的に，透視で写真撮影をし，カテーテルの走行，カテーテルの先端位置を確認します．

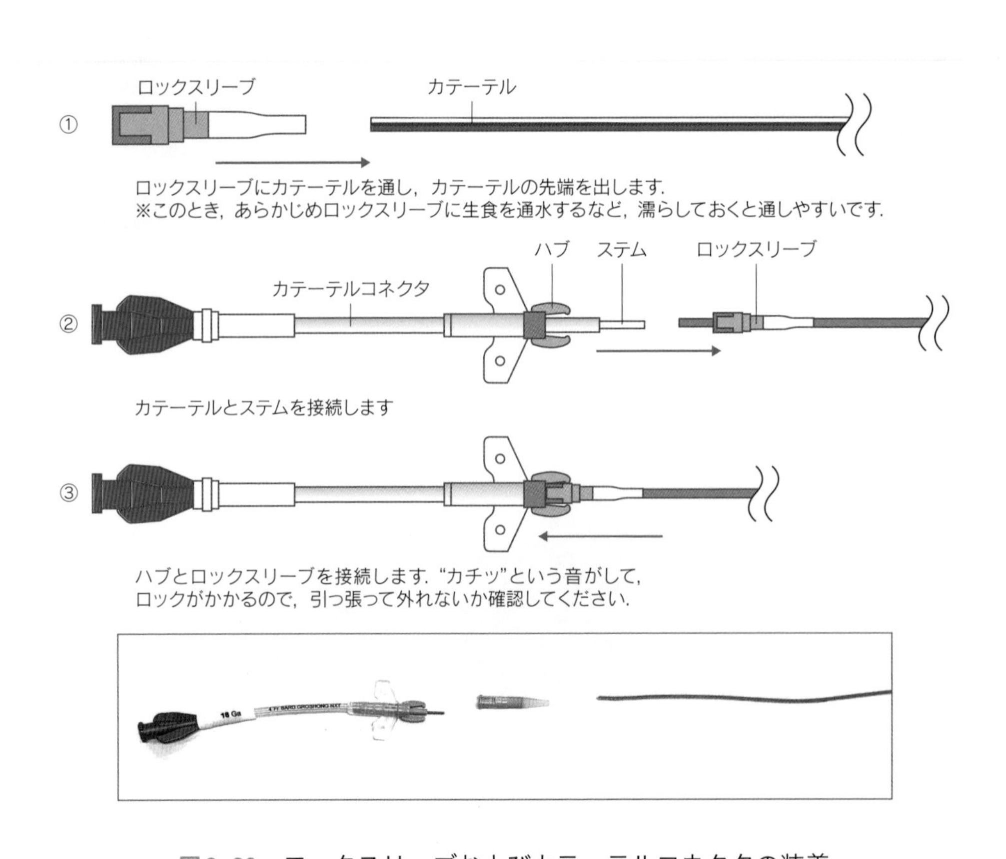

図3-30　ロックスリーブおよびカテーテルコネクタの装着(グローション®カテーテル・シングル)

(株式会社メディコン)

手順15 カテーテルの固定

先端位置が確認できたら，固定器具を用いて，肘関節の運動を妨げない正しい貼付位置にカテーテルを固定します（図3-31）．縫合による皮膚欠損は血流感染の確率を上昇させうるため，無縫合固定が推奨されています[1]．問題なく管理できれば縫合はなくてもよいです．皮膚が弱い人やテープがすぐにはがれてしまう人は，スタットロック®による固定が保持できないため，挿入長が変わる可能性もあるので縫合を考慮します．グローション®カテーテルの場合，スーチャウイング（suture wing）の間にカテーテルを挟み込むようにして上下を糸のみで固定します（図3-32）．ここで，きつく縛りすぎてしまうと，カテーテルが閉塞してしまい逆血確認時に逆血も，通水もできなくなるため，きつくならないように注意します．上下を縛って，左右を縫合固定したあとは，再度逆血を確認すると，閉塞していないかの確認にもなります．スタットロック®を用いてカテーテルコネクタを固定します．

手順16 ドレッシング材で被覆する

カテーテル刺入部などをきれいにしたあとに，フィルム型ドレッシング材で被覆します．

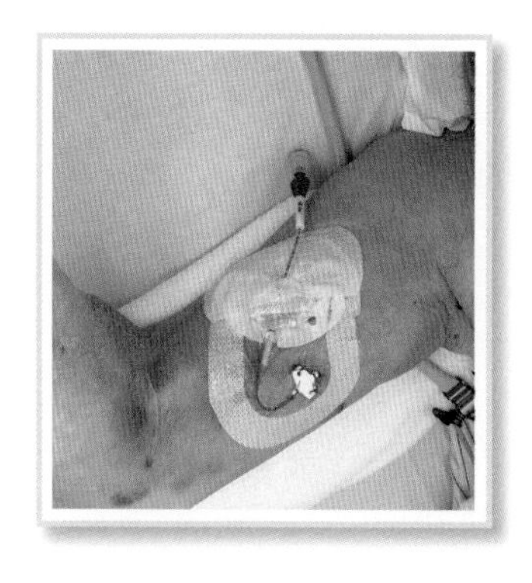

図3-31 スタットロック®による固定

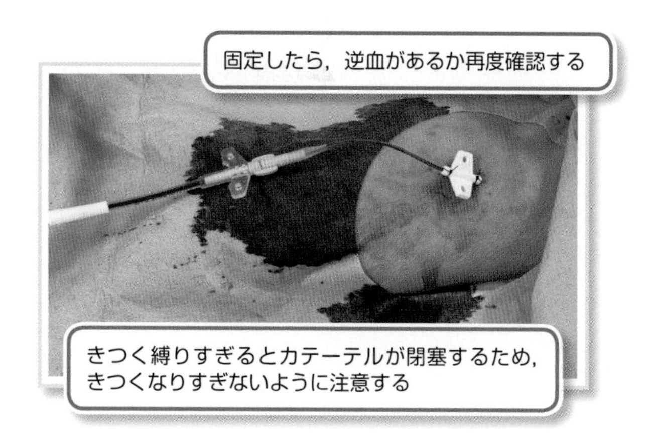

図3-32 スーチャウイングによる固定

手順2～6をまとめた動画はこちら

https://vimeo.com/563122987/84ee171dee

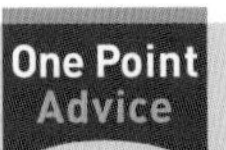

カテーテル固定について

縫合による皮膚欠損（縫合針によって皮膚に穴があくこと）は血流感染の確率を上昇させるため，無縫合固定が推奨されています[1]．スタットロック®を用いる場合は，カテーテルの翼をスタットロック®の翼で挟み込んでカチッと音がするまでしっかりと押さえます．なお，スタットロック®に書かれている矢印が輸液の流れる方向と同じになるように，装着の向きに注意します（図1）．また，カテーテルに無理な力がかからないように弯曲させるか，まっすぐ直線状にカテーテルを置いた状態で，皮膚保護剤を使用した後，スタットロック®を貼り付けます（図2）．

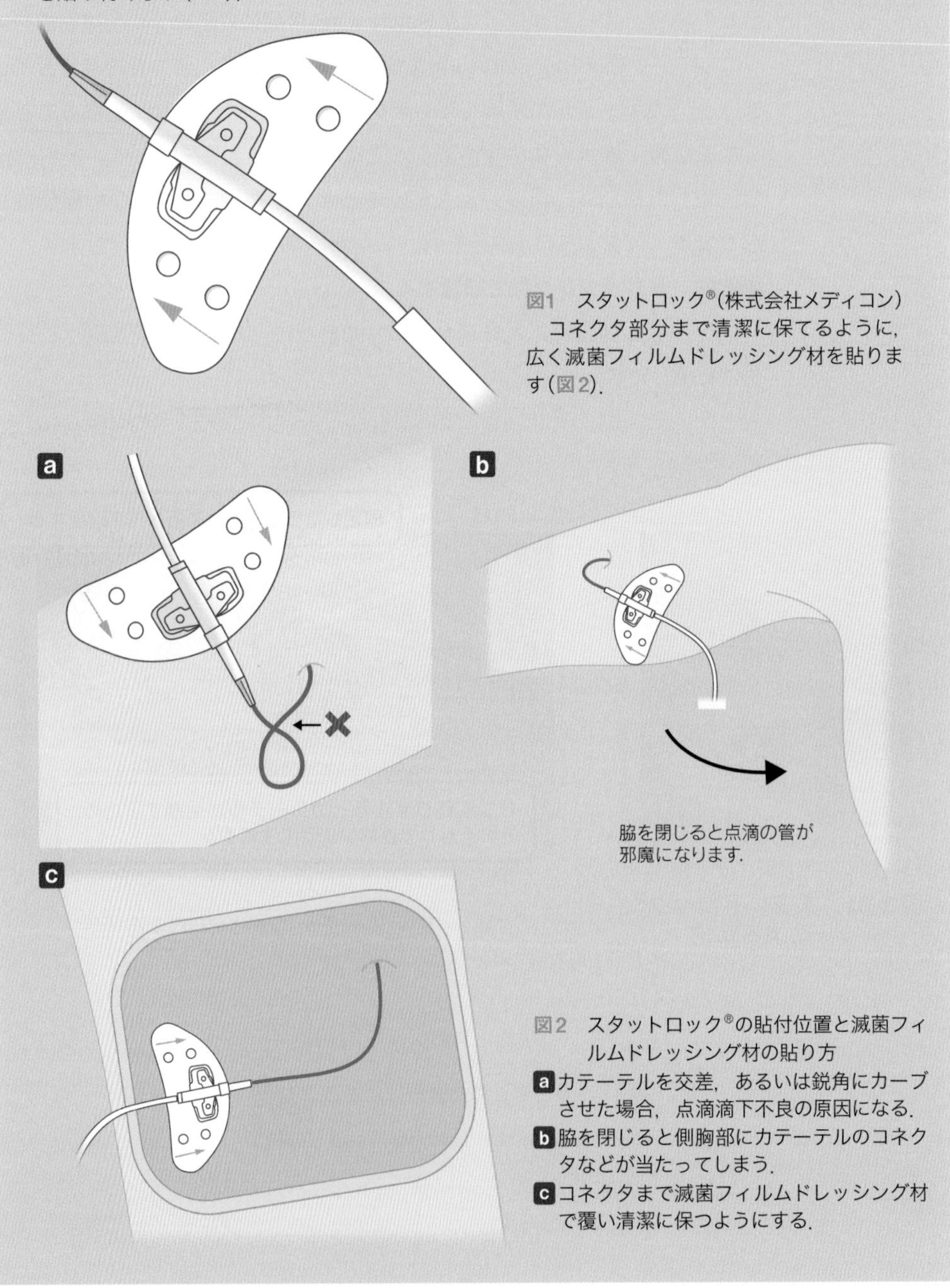

図1　スタットロック®（株式会社メディコン）
コネクタ部分まで清潔に保てるように，広く滅菌フィルムドレッシング材を貼ります（図2）．

図2　スタットロック®の貼付位置と滅菌フィルムドレッシング材の貼り方
a カテーテルを交差，あるいは鋭角にカーブさせた場合，点滴滴下不良の原因になる．
b 脇を閉じると側胸部にカテーテルのコネクタなどが当たってしまう．
c コネクタまで滅菌フィルムドレッシング材で覆い清潔に保つようにする．

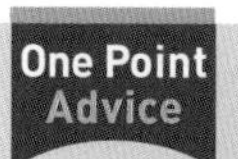

挿入後について

患者に説明

患者に，今後の注意点などについて平易な表現を用いて説明します．まず，PICC挿入から数時間は刺入部からじわじわと出血する可能性があり，ドレッシング材が汚染した場合は交換する必要があること，その間特に穿刺側の腕で重いものを持つなどして力を入れると出血しやすいこと，刺入部を水にぬらさないこと（シャワー浴が許可されている場合は防水アームカバーなどを使用すること），カテーテル留置期間中を通して，刺入部に発赤，腫れ，滲出液や排膿などの異常が認められた場合，留置側の上肢にしびれや疼痛が出現した場合，その他気になることがある場合にはスタッフに知らせるように説明します．

また，少なくとも週に1回刺入部を含む皮膚の消毒と滅菌フィルムドレッシング材の交換を行います．スタットロック®を使用している場合はスタットロック®も交換します．ですので，管理の予定についてもあらかじめ説明しておきましょう．

カルテ記録

カルテに実施した事項，合併症の有無，胸部X線写真所見，そして今後のケアのために必要な情報（挿入長など）を記載します．オープンエンド型のカテーテルを挿入前にカットして長さを調整して使用した場合，最終的にカテーテルが刺入部から何cm入っており何cm体外に出ているかという情報は，術者でなければわかりません．この情報は，PICCを管理する際のPICCが抜けてきていないかを判断するために重要です．

over-the-wire方式による PICC挿入

1 over-the-wire方式のPICC挿入の特徴

over-the-wire方式とは，ガイドワイヤを目的とする血管（上大静脈や腕頭静脈）まで先行してからカテーテルを沿わせて進める方法です．代表的なのは日本コヴィディエン株式会社のArgyle™ PICCキットです．こちらのキットでは，潤滑コーティングが施された細く腰のあるガイドワイヤを先行させますので，3～4mm程度の細くて長い，静脈弁も存在する血管を進めるうえで，挿入性が高いです．また，潤滑コーティング付きダイレータは皮膚切開不要のスムーズなダイレーションを可能にさせ，留置後の刺入部出血を軽減すると言われています．今回，**図3-3**のbのような目盛り付きガイドワイヤが採用されたことにより，透視が行えないベッドサイドでも，体内に入っているガイドワイヤの長さを把握することができるようになり，より安心してPICC挿入が可能となりました．

ここでは，これまで述べたPICC挿入方法と異なる点を中心に解説します．

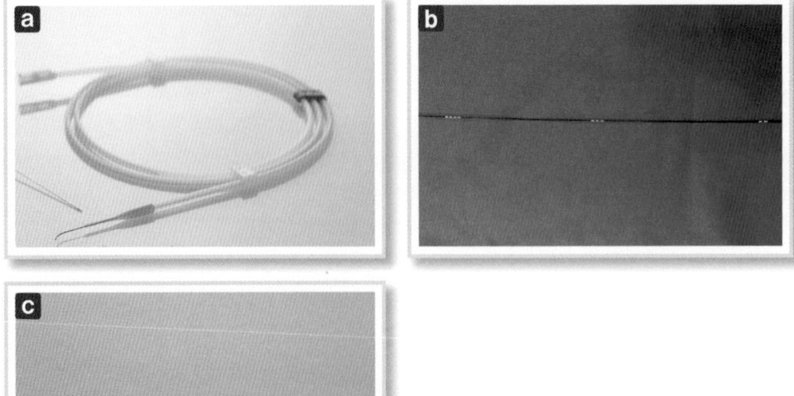
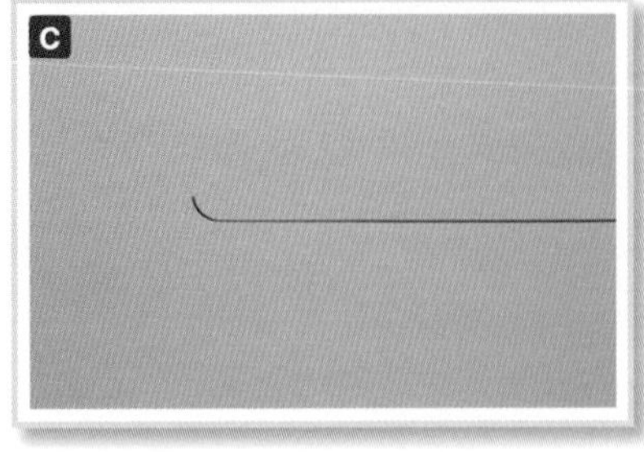

a 外観（ガイドワイヤは全長 60cm と長く保護管に収納されている）
b 目盛り付きガイドワイヤ
c 先端形状（カーブしているため手元の操作で進行方向を変えることができる）

図3-33 Argyle™ PICC キットのマーカー付きガイドワイヤ
（日本コヴィディエン株式会社）

2 X線透視下での over-the-wire 方式の PICC 挿入方法・注意点

手順1 穿刺体位を整える

手順2 血管選択（プレスキャン）

手順3 穿刺点の選択

患者の体位を整え，プレスキャンを行い穿刺する血管を選定し，穿刺部位から第３肋間胸骨右縁までをメジャーで測り予測挿入長を決定します．

手順4 穿刺部位の消毒

手順5 滅菌器材・物品の準備

PICC キット内のガイドワイヤが内装された保護管，ダイレータおよびカテーテルに生理的食塩水（またはヘパリン加生食）を通します．ガイドワイヤには親水性コーティングがなされているため，濡れた状態でなければ滑りが悪くなりますので，十分に濡らしておきます．

複数のルーメンがあるカテーテルを用いる場合，メインルーメン以外のアダプタには静脈ライン用コネクタを装着しておきます．

手順6 ドレーピングと駆血

ガイドワイヤが長いため，清潔野の確保は特に厳重に行い，患者の足先までドレープで覆うようにしましょう．患者の顔が直接当たらないようにフェイスガードなどを準備し，ドレープをかけます．介助者にドレープの下から駆血してもらいます．

手順7　標的血管（尺側皮静脈，上腕静脈，橈側皮静脈）の描出

手順8　エコーガイド下による穿刺

静脈留置針と同じ要領でプラスチックカニューレ（以下，カニューレ）針を用いて血管を穿刺します．血液の逆流を確認し，カニューラのみ血管内へ進め留置し，内針を抜去します．

手順9　ガイドワイヤ挿入

留置したカニューレを通じてガイドワイヤをゆっくり血管内へ挿入します．X線透視下で行っている場合は，ガイドワイヤが血管内でU字を描いていないこと，ガイドワイヤ先端が目的の位置にあることを確認します．

ガイドワイヤが目的の血管以外に迷入したときは，いったん少し引き戻します．そしてガイドワイヤの先端が少し曲がっていることを利用して，ガイドワイヤの向きを手元で変えて進めると先端の向きも変わり，正しい方向に誘導することができます．

このガイドワイヤの操作の間，心電図モニタにて不整脈が起こっていないか確認します．ガイドワイヤが右心房まで入ると不整脈を誘発する可能性があります．

ガイドワイヤの位置が変わらないように片手で保持しながら，カニューレを皮膚より抜去しガイドワイヤの後端から抜き取ります．

手順10　ダイレータ挿入

ダイレータをガイドワイヤに沿わせて，抵抗を確認しながらダイレータの根元付近まで押し進め，皮下組織と血管刺入口を十分に拡張します．挿入したらガイドワイヤのみを残してダイレータを抜去します（**図3-34**）．

ダイレータの役割を果たすシース付きイントロデューサの中には，ガイドワイヤの位置をホールドする機能をもつものがありますが，そうでない場

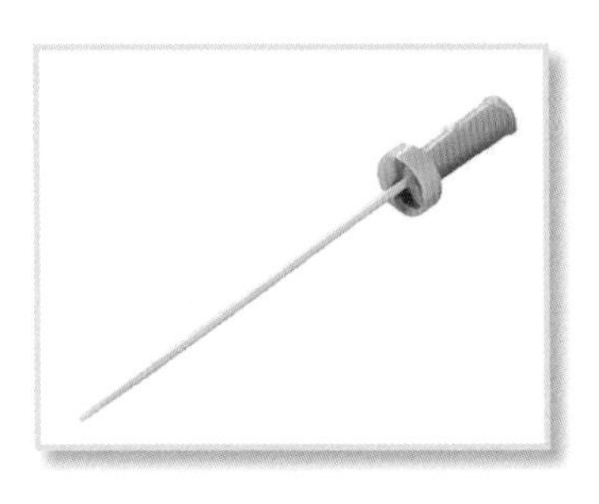

図3-34　Argyle™ PICCキットのダイレータ
（日本コヴィディエン株式会社）

合はダイレータの後端から出てきたガイドワイヤの後端をしっかり保持して，ガイドワイヤが血管内に入り込んでしまったり，ガイドワイヤの位置が変わったりするのを防ぎましょう．また，ダイレータが細い場合は皮膚をメスでカットする必要はありません．

https://vimeo.com/563123067/f3a2c2517b

手順11　カテーテル挿入

刺入部付近でガイドワイヤのマーカーを確認し，ガイドワイヤの挿入長が変わっていないことを確認します．

まず，患者の体内にカテーテルを挿入する前に，体外でカテーテルの先端からガイドワイヤの後端を挿入し，カテーテルの後端から出てきたガイドワイヤを片手でしっかり持ちます．決して離してはいけません．

片手でガイドワイヤを把持したまま，もう一方の手でガイドワイヤに沿わせてカテーテルを血管内へ挿入します．

手順12　カテーテル先端位置と逆血の確認

カテーテルを留置した後，カテーテルの挿入長を見て，深さが変わらないようにカテーテルと皮膚を持ちながら，ガイドワイヤをゆっくり抜き取ります．このとき，ガイドワイヤを手で丸めて持つとガイドワイヤが跳ねやすく危ないため，丸めずにまっすぐ抜き取るとよいでしょう．

シリンジを用い各ルーメンに陰圧をかけ，逆血を確認するとともにカテーテル内の空気を除去します．その後シリンジを換えてカテーテル内腔を生食またはヘパリン加生食で十分にフラッシュします．

手順13　コネクタの接続

手順14　X線透視で先端位置の確認

手順15　カテーテルの固定

カテーテルを縫合，またはテープなどで皮膚に固定します．

Argyle™ PICCキットの場合，ソフトウイングの矢印を刺入部側に向けて，カテーテルを溝にはめ込み，フィクスチャをソフトウイングの上に被せます．フィクスチャをスライドさせ，ソフトウイングに装着し確実に押し込みます．余ったカテーテルはループを作り，まとめてテープで固定し，フィルムドレッシング材で固定します（**図3-35**）．Argyle™ PICCはある程度の硬さがあるため，まとめるときにカテーテルが重なっても内腔が潰れることはありません．

手順16　ドレッシング材で被覆する

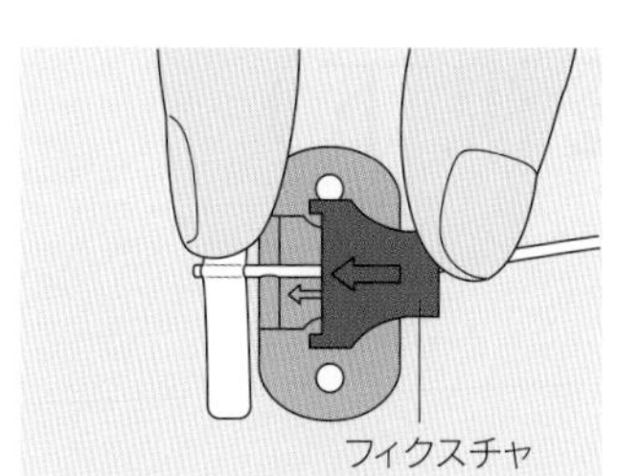

フィクスチャをソフトウィングの上に被せる.

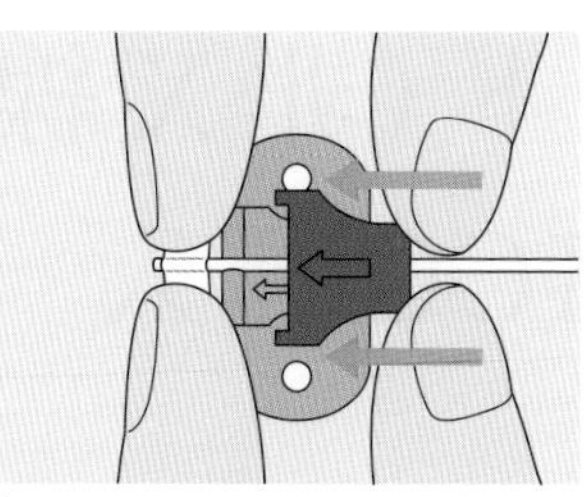

指でフィクスチャをスライドさせ，ソフトウィングに装着する.

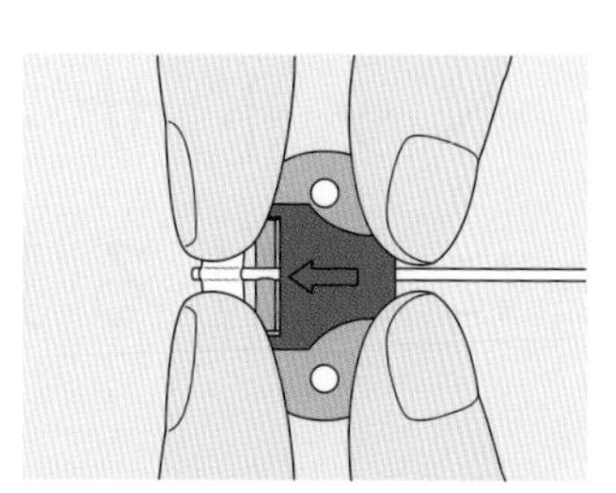

確実に押し込まれたことを確認する.

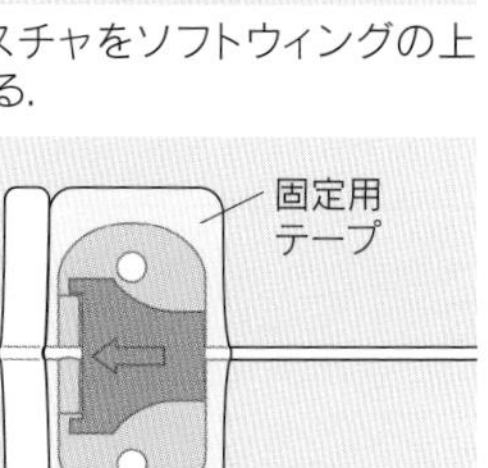

本体の上から付属の固定用テープで固定し，仮止めテープを剥がす.

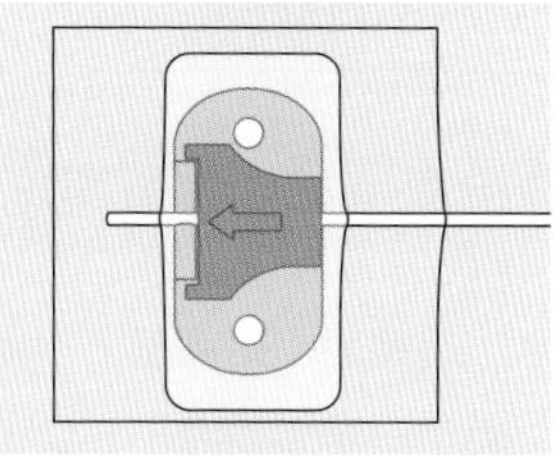

装着後は，院内のプロトコールに従い，透明ドレッシング材等を使用してカテーテルの皮膚刺入部を中心にフィクスチャも含めて保護する.

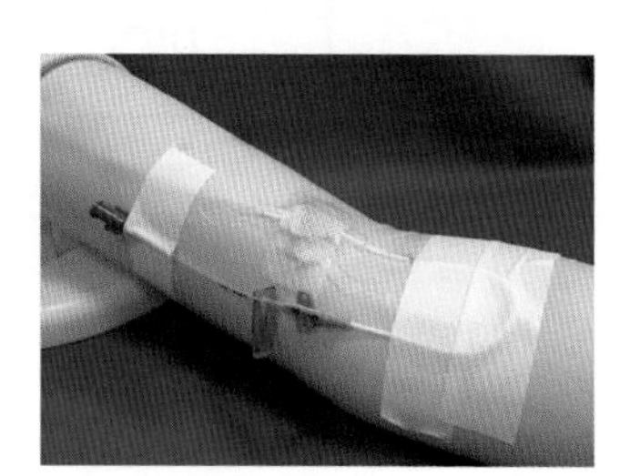

図3-35 Argyle™ PICCキットのカテーテル固定
（日本コヴィディエン株式会社）

ベッドサイド(非X線透視下)におけるPICC挿入

1 ベッドサイド(非X線透視下)でのPICC挿入の特徴

必ずしも透視室でなくとも実施できる

PICCの挿入は，透視室，処置室，ベッドサイド，手術室などの場所で実施可能ですが，カテーテルやガイドワイヤが目的とする上大静脈以外の場所に迷入するリスクを回避するため，原則として透視室で行うことが推奨されています．しかし，常に診療放射線技師の協力のもとで透視室が使えるとは限らず，ベッドサイドでのPICC挿入も行われています．

実施場所として，ベッド周囲に十分なワーキングスペースを確保しつつ清潔野を保つために，われわれは病棟処置室，もしくは個室の病室で実施するようにしています．基本的に大部屋での実施は避けるようにしています(図3-36)．

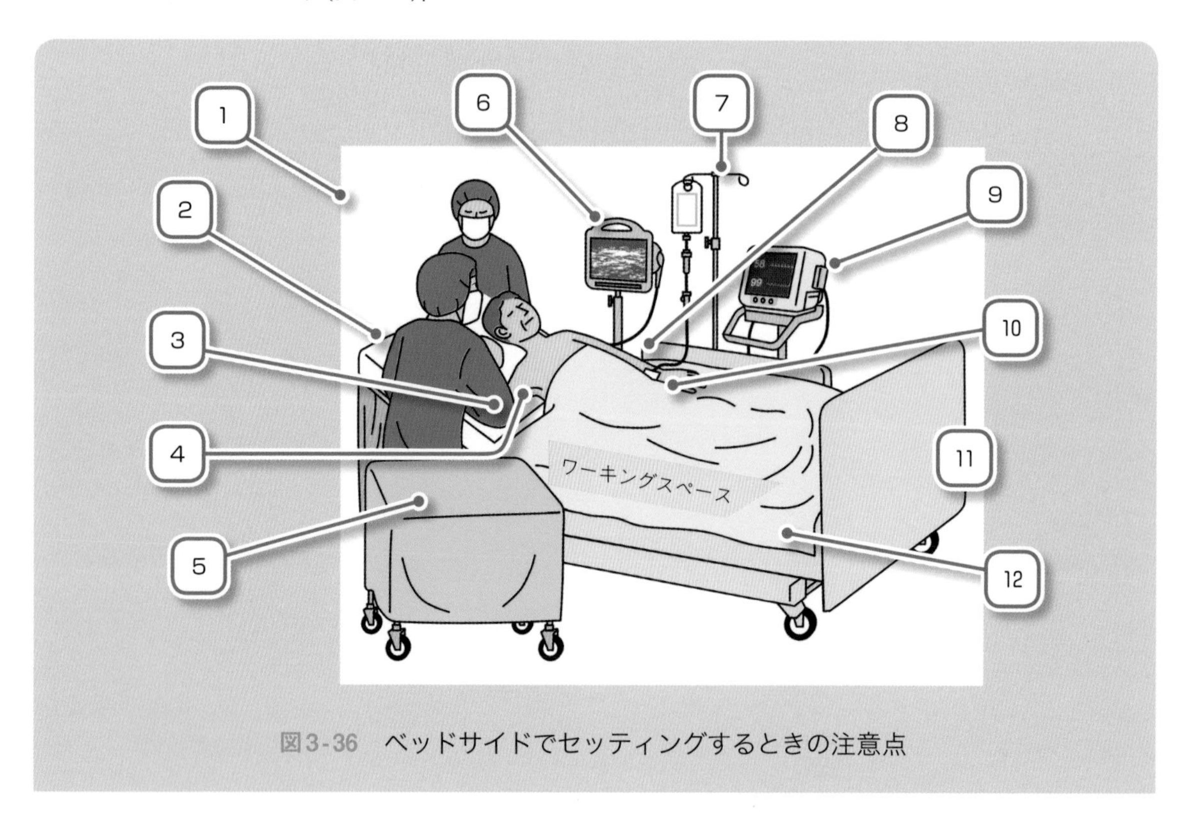

図3-36　ベッドサイドでセッティングするときの注意点

① 清潔度を落とさないよう，ベッドサイドでPICC挿入する場合，原則として個室や処置室など，他の患者がいない部屋，人の出入りが少ない部屋で行う．
② 介助者に頭側から操作してもらうため，ヘッドボードが外れる場合には外す．穿刺しない側から介助することも可能．穿刺する側のベッド柵は外し，穿刺しない側はベッド柵をしておく．
③ 患者の肩を外転し肘を屈曲した姿勢をとる場合，手背とマットレスの間にタオルを入れ，腕を安定させる．また，肩から腕の下には防水シーツを敷く．
④ 認知症や意識障害がある場合などで体位保持に協力が得られない場合は，抑制帯の使用を考慮する（各施設の規定に従い，事前に同意を得る）．
⑤ 肘関節の屈曲が困難である場合，オーバーテーブルにブレーキをかけて，手台として用いることも可能．その際は，オーバーテーブルにも滅菌ドレープをかける．
⑥ エコーは穿刺しながら画面が見える位置に置く．手技中に術者が首を回旋しなくても見える位置が理想だが，画面が小さく見えにくい場合はエコーを頭側の見えやすいところに置く．プレスキャンでgain（明るさ）とdepth（深さ）を調整しておく．
⑦ 他のルートから点滴を行っている場合，点滴スタンドやシリンジポンプは手技の邪魔にならないところに移動させる．
⑧ 穿刺しない側の前腕に末梢静脈ルートがあり輸液をしている場合，可能であれば輸液ルートはクランプして一度だけ上腕で血圧を測定し，直後に下腿で測定した血圧との差を参考に，手技中の血圧測定は下腿で行う（もし下腿に何らかの疾患がある場合は，上腕での血圧測定を継続する）．
⑨ 不整脈が生じたときにすぐに気づけるよう，心電図の同期音を出す．手技中にその場で波形を見る必要がある．
⑩ 穿刺する側をできるだけ広くあけてワーキングスペースとするため，患者は穿刺しない側に寄った仰臥位とする．
⑪ ベッド周囲にカーテンがある場合は，清潔野に入ってこないよう，あらかじめ開けるかまとめておく．
⑫ 手技中，ベッド柵に術者の手が当たらないよう，ベッド柵をカバーするようにドレープでベッド柵まで覆うか，転落リスクの低い場合には足側のベッド柵も外す．

解説 必要物品のうち無菌操作で用いるものを介助者より受け取り，滅菌シーツを敷いた器械台の上でセッティングします．

イントロデューサキットとカテーテルキットが別々に包装されている場合は，まずイントロデューサキットのみを開封し，ガイドワイヤのケースの端から生理的食塩水を通しガイドワイヤを濡らします．ガイドワイヤは親水性コーティングがなされており，濡れている状態で初めて滑りがよくなるという特徴があります．また，シース付きマイクロイントロデューサにも通水しておきます．

イントロデューサとカテーテルが同一に包装されている場合は，ここでカテーテルにも生理的食塩水を通します．複数のルーメンがある場合は，サブルーメンにはコネクタを接続し通水した後，クレンメを閉じておきます．そうすることで，血液がカテーテル内に逆流してカテーテルが閉塞することを防げます．オープンエンド（先端が開いている）型カテーテルの場合，ここでスタイレットを十分に引き抜いて設定した長さ＋2cm程度でカテーテルをカットし，スタイレットがカテーテル先端から出てこないギリギリのところまで戻し入れます．カットする際はキットの中のメスを用いてもよいですが，カットしたカテーテルの先端がなめらかでないと血管を損傷するリスクが高まりますので滅菌したハサミを用いるのもよいでしょう．

次に，エコープローブカバー（以下，カバー）を装着しておきます．介助者にプローブを上向きに持ってもらい（もしくは上向きになるようエコーホルダーに置いた）プローブに未滅菌のエコーゼリーを多めに置き，カバーでプローブの先端をつかむようにすると未滅菌のゼリーが清潔野に落下するリスクを減らせます．カバーとプローブの間に少しでも空気があると画像が見えないので，しっかり空気を抜いてください．また，カバーのかかっていない部分のケーブルが清潔野を汚染しないように，エコープローブのセッティングが終わるまでは介助者にプローブのケーブルを持っておいてもらいましょう．滅菌エコーゼリーは1包の内容量があまり多くありませんので，筆者はゼリーをその都度プローブに直接塗るか，カバーが包まれていた包装紙にゼリーを出して使うようにしています．穴あき滅菌ドレープはある程度の吸水性をもっており，血液などが垂れて周囲が汚染するのを防いでくれますが，ゼリーも吸い取られてしまうため，ゼリーを滅菌ドレープに直接出しておかないようにしています．

2 ベッドサイド(非X線透視下)での PICC挿入方法・注意点

手順1　穿刺体位を整える

穿刺側の肩関節を45～90°外転させます．ベッド上で行う場合，肘関節を約90°屈曲させて手背がベッドにつくような体位とします．ただし，特に高齢者では関節可動域が狭くなっており円背もあるため，手背や肘がベッドにつかず浮いてしまう場合があります．バスタオルなどで腕の高さを調整し，すき間を埋めて安定させましょう(**図3-37**)．肘関節を伸展させて行う場合，オーバーテーブルをベッドと同じ高さに合わせて手台として用いることもできます(**図3-38**)．この際は滅菌ドレープをさらに広くかける必要があります．また，オーバーテーブルのキャスターにロックが付いている場合はロックしておきましょう．

手順2　血管選択(プレスキャン) (p.42，手順2 参照)

手順3　穿刺点の選択 (p.42，手順3 参照)

手順4　穿刺部位の消毒

1％クロルヘキシジンアルコール製剤が推奨されています．アレルギーなどでクロルヘキシジンの使用が禁忌の場合は，代わりにヨードアルコール，または70～95％アルコールを用い，アルコールが使えない場合は10％ポビドンヨードを使用できます[8, 9]．患者のアレルギーの有無を確認し適切な消毒薬を選択しましょう．

手順5　滅菌器材・物品の準備 (p.46，手順5 参照)

手順6　ドレーピングと駆血 (p.46，手順6 参照)

手順7　標的血管(尺側皮静脈，上腕静脈)の描出 (p.46，手順7 参照)

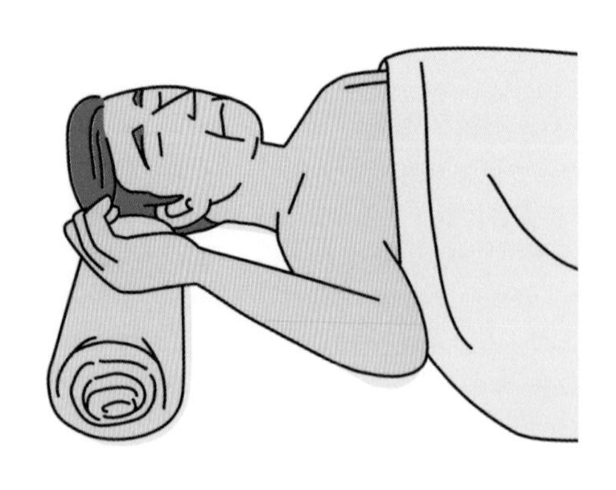

図3-37　タオルなどで上肢の安定を図る

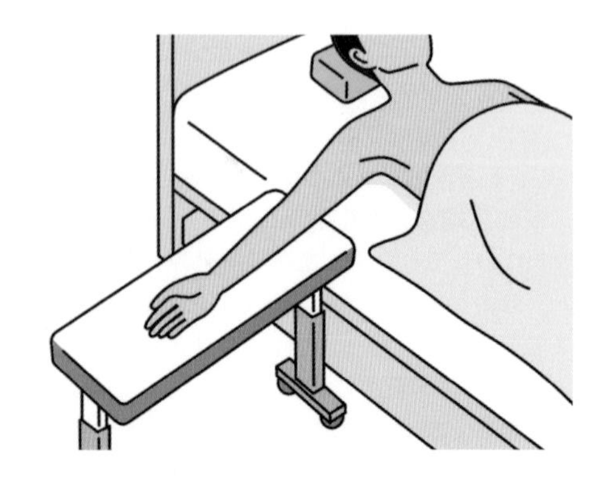

図3-38　オーバーテーブル使用例

手順8 エコーガイド下による穿刺(p.47, 手順8 参照)

手順9 ガイドワイヤ挿入(図3-39)

X線透視下であればガイドワイヤの挿入からX線透視下で確認しながら進行していくことができますが，非X線透視下ではそれができません．ガイドワイヤがスムーズに挿入できるか否かの情報は，カテーテルが挿入できるか否かの重要な判断材料になります．ガイドワイヤが抵抗なく容易に挿入できない場合は，分枝の細い静脈にガイドワイヤが迷入している可能性があります．ここで無理に挿入しようとしても入りませんし，抜去したガイドワイヤの先端が曲がってしまっていることもあります．どうしても迷入してしまう場合は，別の血管から穿刺し直す必要があります．また，穿刺針から約10cm程度ガイドワイヤが入ったところでガイドワイヤが進まなくなったときは，駆血を解除してもらうとガイドワイヤが進むことがあります．

手順10 ダイレータ挿入(p.53, 手順10 参照)

手順11 カテーテル挿入

カテーテル迷入は非X線透視下でのPICC挿入で最も起こりやすい合併症です．挿入時には，患者の頸部を穿刺側に回旋し，かつ顎を引いてもらいます．カテーテルが内頸静脈に迷入するのを防ぐためです．この頸部の動作が困難な症例は本来X線透視下でPICC挿入を行うべきですが，さまざまな状況で困難である場合，この時点でエコープローブを介助者に渡し，頸部血管(内頸静脈と総頸動脈)を短軸像で描出させゆっくり圧迫していき，内頸静脈が潰れ総頸動脈の内腔が保たれる力加減で，カテーテルの挿入が

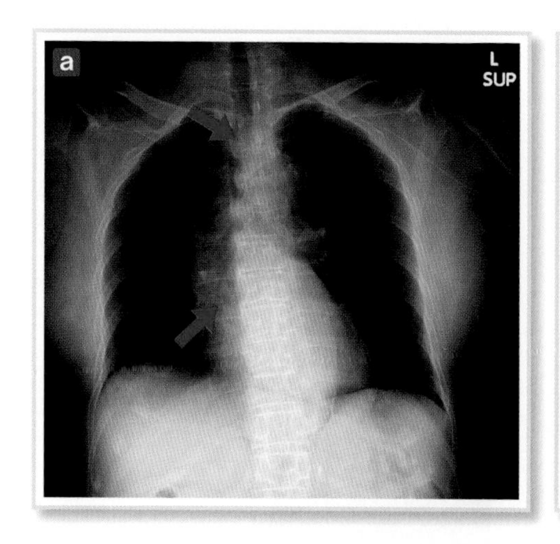

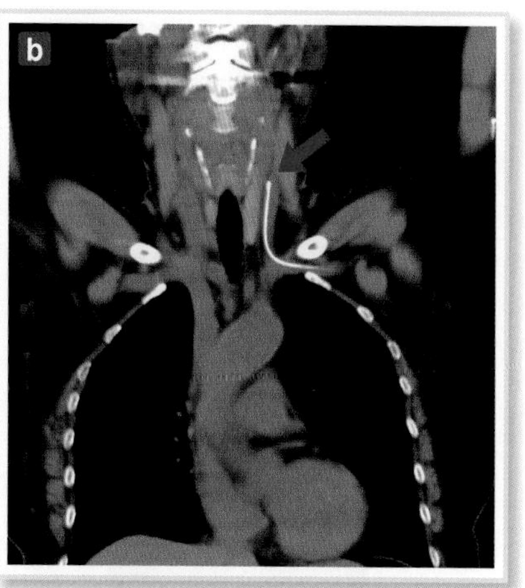

図3-39 ガイドワイヤ挿入

a 左上腕からPICCを挿入し左腕頭静脈内に先端を置いた場合のX線写真(➡は先端を示す).
b 後日，同症例において左内頸静脈への先端位置異常が判明したときのCT画像(➡は先端を示す).

終わるまでプローブを保持するという方法が報告されています[10]（**図3-40**）．ただし，迷走神経反射を起こす可能性が考えられるため，圧迫はエコー画像を見ながら緩徐に行いましょう（**図3-41**）．

カテーテル挿入は1秒当たり約1～2cmのスピードで行います．カテーテルを腕頭静脈から上大静脈に向かわせるために，内頸静脈から右心房に向かう血流を利用します．そのため，あまり速いスピードでカテーテルを進めるとこのフローをうまく利用できません．

カテーテルの挿入に抵抗がある場合は，内胸静脈などに迷入している可能性があります．抵抗がある場合は無理をせず，いったんカテーテルを引き戻し再度ゆっくり挿入していきます．なお，血管が虚脱している場合にも抵抗を感じることがあります．その場合は生理的食塩水をゆっくりフラッシュすると虚脱していた血管が拡張しカテーテルを進めることができることがあります．

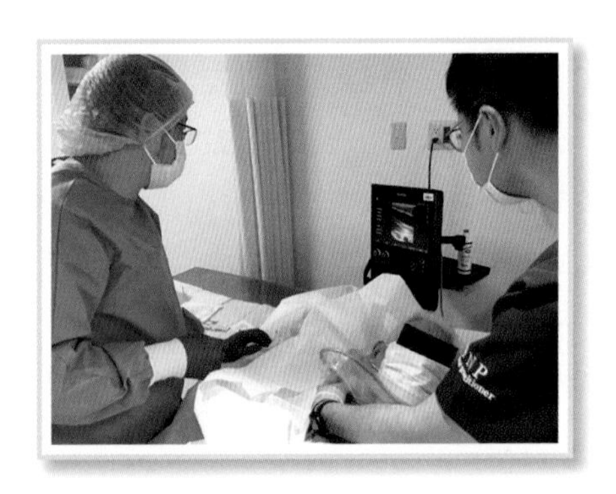

図3-40　介助者にエコープローブを渡し頸部血管を描出する

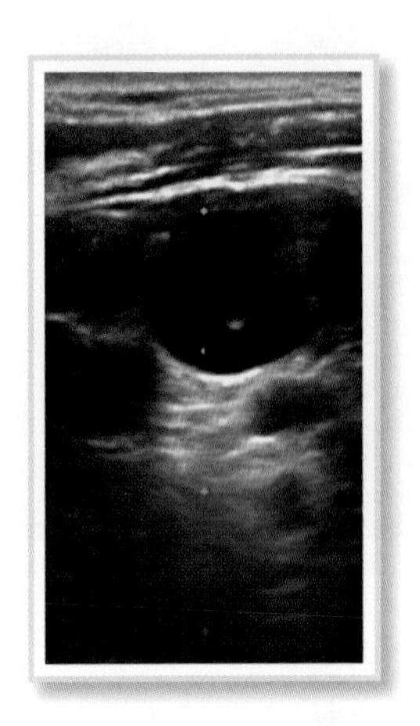

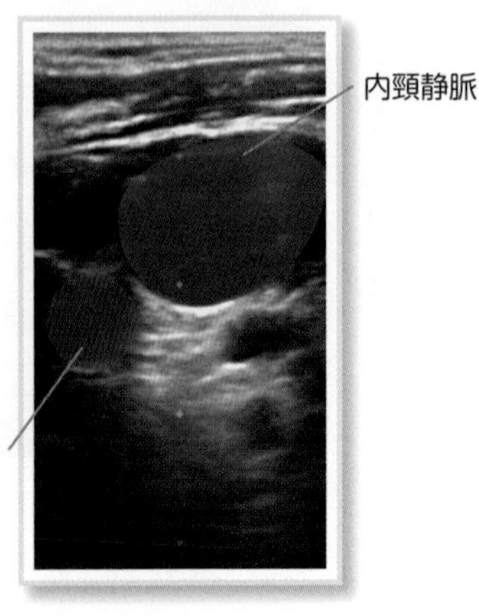

図3-41　エコーで見る内頸静脈

https://vimeo.com/563123136/97cf1b2dce

手順12 エコーによる内頸静脈へのカテーテル迷入の確認

カテーテルが予定していた深さまで挿入できたら，介助者にエコープローブを渡し頸部血管（内頸静脈と総頸動脈）を描出してもらいます．短軸像を描出させながら，手元でカテーテルを少しだけ前後に動かし，内頸静脈にカテーテルが迷入していないかを確認します．もし，内頸静脈内にカテーテルが迷入していた場合は高エコーの点がカテーテルとともに動きます．

• 内頸静脈にカテーテルが迷入したときの対処法

カテーテルを先端から約10～15cmのところまで引き抜いて挿入をやり直します．どうしても内頸静脈に迷入してしまう場合には，介助者にドレープの下から手伝ってもらいながら穿刺側の上肢を自由の女神像のように130～150°近く挙上する姿勢をとると鎖骨下静脈→腕頭静脈→上大静脈が一直線に近い形となり，迷入を回避できることがあります．それでも内頸静脈に迷入する場合は透視下で行うなど他の方法に変更する必要があります．また，カテーテルが鎖骨下静脈と内頸静脈の合流部あたりで進めなくなっている場合，カテーテルが約25cm入ったあたりで抵抗が生じます．この場合，同様に上肢の挙上を試し，ダメなら逆に上肢を下ろして体に沿わせるようにするとカテーテルを進められることがあります．しかし，血管損傷や血管外へのカテーテル逸脱のリスクを考え，無理をしてはいけません．

手順13 スタイレット除去＋コネクタの接続

手順14 カテーテルの固定（p.59，手順15 参照）

手順15 ドレッシング材で被覆する（p.59，手順16 参照）

手順16 X線撮影で先端位置の確認

X線透視下・非X線透視下のPICC挿入手順のまとめ

<table>
<tr><th></th><th>X線透視下</th><th>非X線透視下</th></tr>
<tr><td>事前準備</td><td>● 患者の情報収集
● 必要物品の準備
● 防水シーツの準備，汚染予防</td><td>● サインイン，タイムアウトの実施
● ベッドサイドモニタの装着
● バイタルサイン測定</td></tr>
<tr><td>手順 1</td><td colspan="2">穿刺体位を整える</td></tr>
<tr><td>2</td><td colspan="2">血管選択（プレスキャン）</td></tr>
<tr><td>3</td><td colspan="2">穿刺点の選択</td></tr>
<tr><td>4</td><td colspan="2">穿刺部位の消毒</td></tr>
<tr><td>5</td><td colspan="2">滅菌器材・物品の準備</td></tr>
<tr><td>6</td><td colspan="2">ドレーピングと駆血</td></tr>
<tr><td>7</td><td colspan="2">標的血管（尺側皮静脈，上腕静脈，橈側皮静脈）の描出</td></tr>
<tr><td>8</td><td colspan="2">エコーガイド下による穿刺</td></tr>
<tr><td>9</td><td colspan="2">ガイドワイヤ挿入</td></tr>
<tr><td>10</td><td colspan="2">ダイレータ挿入</td></tr>
<tr><td>11</td><td colspan="2">カテーテル挿入</td></tr>
<tr><td>12</td><td>カテーテル先端位置と逆血の確認</td><td>エコーによる内頸静脈への
カテーテル迷入の確認と逆血の確認</td></tr>
<tr><td>13</td><td colspan="2">スタイレット除去＋コネクタの接続</td></tr>
<tr><td>14</td><td>X線透視で先端位置の確認</td><td>カテーテルの固定</td></tr>
<tr><td>15</td><td>カテーテルの固定</td><td>ドレッシング材で被覆する</td></tr>
<tr><td>16</td><td>ドレッシング材で被覆する</td><td>X線撮影で先端位置の確認</td></tr>
</table>

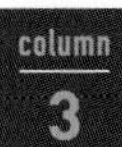

右腕か？ 左腕か？ PICC挿入はどちらの腕から行うのがより安全か

多くの人が利き腕は右腕ですので，QOL（生活の質）を優先して利き腕でない左腕を選択する，という考え方があります．われわれは安全性を考え第一選択は右上腕としています．この理由は，左上腕からPICCを挿入した場合，左腕頭静脈（左無名静脈ともいう）を経由してカテーテル先端が上大静脈に位置するよう留置しますが，左右の腕頭静脈が合流したあとZone B（p.41，**図3-6**参照）に留置したとします．患者は服を着替える場合などに左腕を動かしますが，左上肢挙上に伴いカテーテル先端は約2cm動いて浅くなり，また上肢を下ろすと元の位置に戻ります．このとき，左右腕頭静脈と上大静脈との合流部で，右側の血管壁にカテーテル先端が当たります．これを繰り返すうちにカテーテルが血管を損傷し，ついには先端が縦隔内に迷入する可能性があります．一方，それを避けるために深く挿入しすぎると，今度は心臓の心膜翻転部にカテーテルが入ってしまうため血管を損傷した場合は心タンポナーデを起こし，わずかな出血でショック状態となってしまうリスクがあります．このため，「中心静脈カテーテル挿入・管理に関する指針」（改定第3版 2020）では，左上腕から挿入された中心静脈カテーテル先端は左腕頭静脈内にとどめるよう提言しています[11)]（この位置は，日本麻酔科学会の示すZone分類によればZone Cに相当します）．ただし後日，左内頸静脈などにカテーテル先端位置が移動してしまうリスクも上昇するものと思われ，その適応についてはまだ議論の余地がありそうです．

また，左腕頭静脈は解剖学的に大動脈弓部などの動脈と胸骨の間に挟まれて圧迫されやすい位置にあることがあります．さらに，高齢になるほど血管径は狭くなる傾向にあり[12)]，大静脈の中でも左腕頭動脈は狭窄や閉塞の好発部位として知られています．

PICCを挿入してみたが20cm弱のところからカテーテルが進まない，という症例も経験します．高カロリー輸液を行う場合には，末梢の静脈炎を防ぐため少なくとも腕頭静脈より中枢側にカテーテル先端がある必要がありますが，腕頭静脈内に留置したカテーテルが左上肢の運動に伴い移動することを考えると，やはり右上腕からの挿入が安全といえるのではないでしょうか．

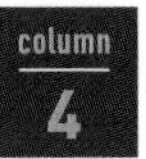

近年のPICCの実績

近年，全国的にPICCの施行件数は増加傾向にあり，藤田医科大学におけるPICCの傾向も同様です．当院は，病床数1,435床，年間手術件数13,000件以上の巨大病院です．その中で中心静脈栄養は，2013年に793件であったものが2019年には1,409件まで増加し，PICC施行件数も近年増加し2018年からはCICCを上回っています(**図1**)．

一方，合併症は，2016年を境にしてCICC，PICCともに2％前後で推移し，中でもPICCの合併症は，皮下血腫やカテーテルの迷入など軽微なもので重症化している症例はありませんでした(**図2**)．PICC施行者については診療看護師(NP)の役割が重要となってきていました．

2011年より日本初のNPが誕生し，2014年の「保健師助産師看護師法」改正後，今まで医師しか挿入できなかったPICC挿入が，診療看護師(NP)でも挿入することが法的にも認められるようになりました．2019年には全国で417人が活躍しており，当院でも多くのNPが活躍しています．その結果2019年にはPICCの約80％がNPの施行へ移行され，ほとんどの症例をNPが施行しています(**図3**)．

今後この傾向はより顕著となり，昨今の医師不足や働き方改革への解決の一つとなると考えられます．

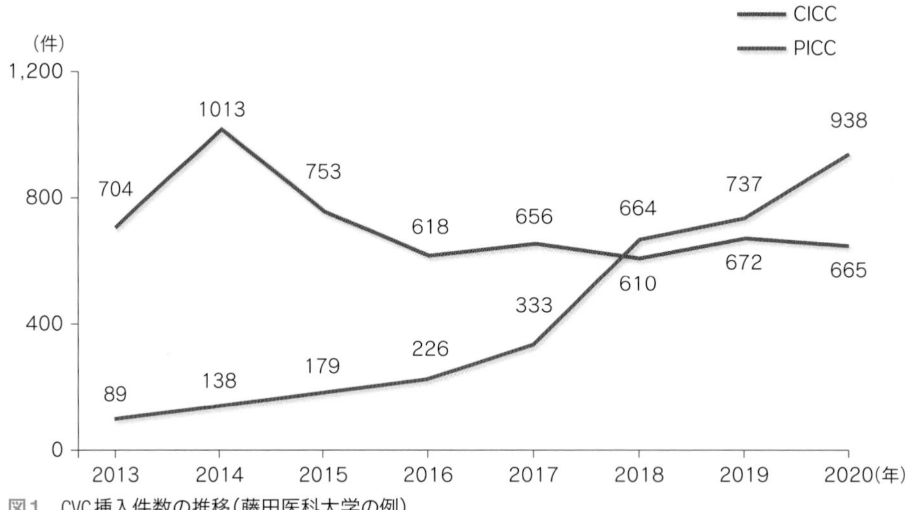

図1　CVC挿入件数の推移(藤田医科大学の例)
2018年を境にPICCの件数がCVの件数を上回っている．

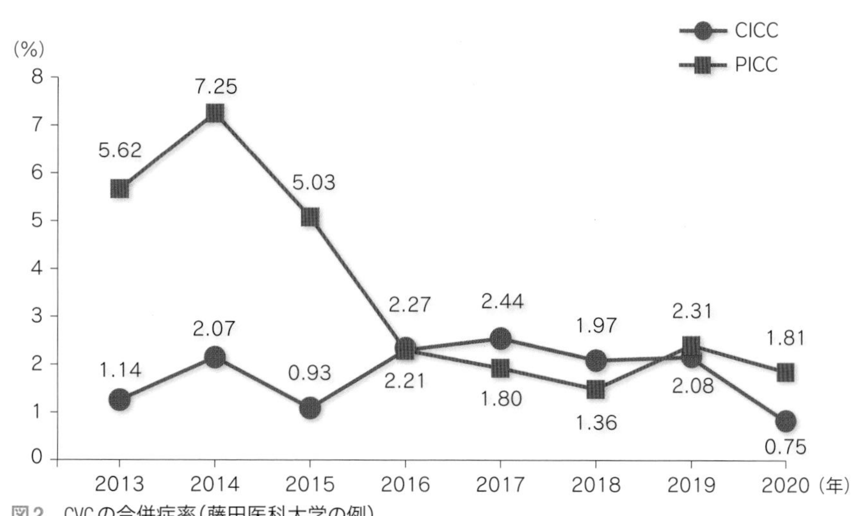

図2 CVCの合併症率(藤田医科大学の例)
CVCにおける合併症率は，ほぼ2%以下を維持している．PICCは，導入時の2013年頃は高い頻度であったが，近年は安定しこちらも2%以下を維持している．

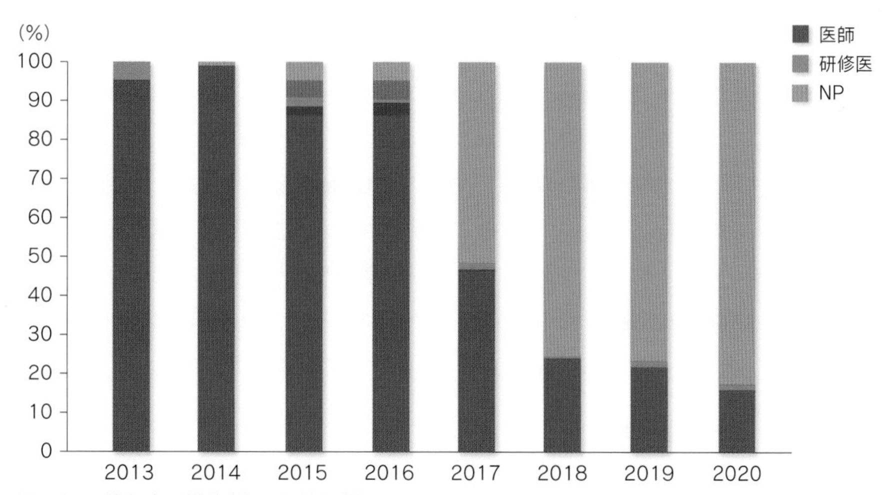

図3 PICC施行者の推移(藤田医科大学)
当院では2015年よりNPがPICCを施行し始め，近年は80%近くをNPが施行している．

ベッドサイド(非X線透視下)におけるより安全な挿入方法

1 磁場指標，心電図指標を用いたシャーロック3CGの特徴

前項で述べたように，PICCの挿入場所はベッドサイドや処置室，透視室が多いです(他に手術室などもありますが透視を使用するか否かです)．

透視室でPICCを挿入するメリットは，X線透視下でカテーテルやガイドワイヤの進行を確認しながら挿入できるため，先端位置異常が発生しにくいことです．ベッドサイドでは簡便ですが，挿入後に胸部X線写真での先端位置確認になりますので，カテーテル先端位置が深かったり浅かったりしても即時修正ができない，もしくはカテーテル迷入などで留置失敗という場合もあります．

救急・集中治療の治療を受けている患者は，人工呼吸器が装着されていることもあり，透視室へ移動することがリスクとなるため，ベッドサイドでの挿入が必要になります．そもそもCICCを透視下で入れることはまれであり，PICCも同じくベッドサイドでの簡便な挿入が基本であるべきだと思います．

ベッドサイドでのPICC先端位置確認をより確実にするのがシャーロック3CG(株式会社メディコン)です(**図3-42**)．シャーロック3CGは，2つの指標によってPICCの先端位置をリアルタイムに表示します．

A．磁場指標

シャーロック3CG対応のPICCには，スターレット先端にマグネットが封入されており，患者胸部に設置したYセンサがスタイレット先端のマグネットを感知し本体モニタ(画面右：マグネットナビゲーション)に表示されます．カテーテル先端位置および進行方向をモニタのアイコン表示を確認しながら進行できるので，意図しない血管への迷入を回避できます．

B．心電図指標(ECG法)

シャーロック3CG対応のPICCは，スタイレット先端が電極となっており，本体モニタ(画面左)に血管内心電図が表示されます．カテーテル先端位置が上大静脈心房接合部(CAJ)に近づくにつれて心電図波形に変化を認め，CAJ近傍にあることを確認でき，PICCの適切な場所への留置をサポートします．

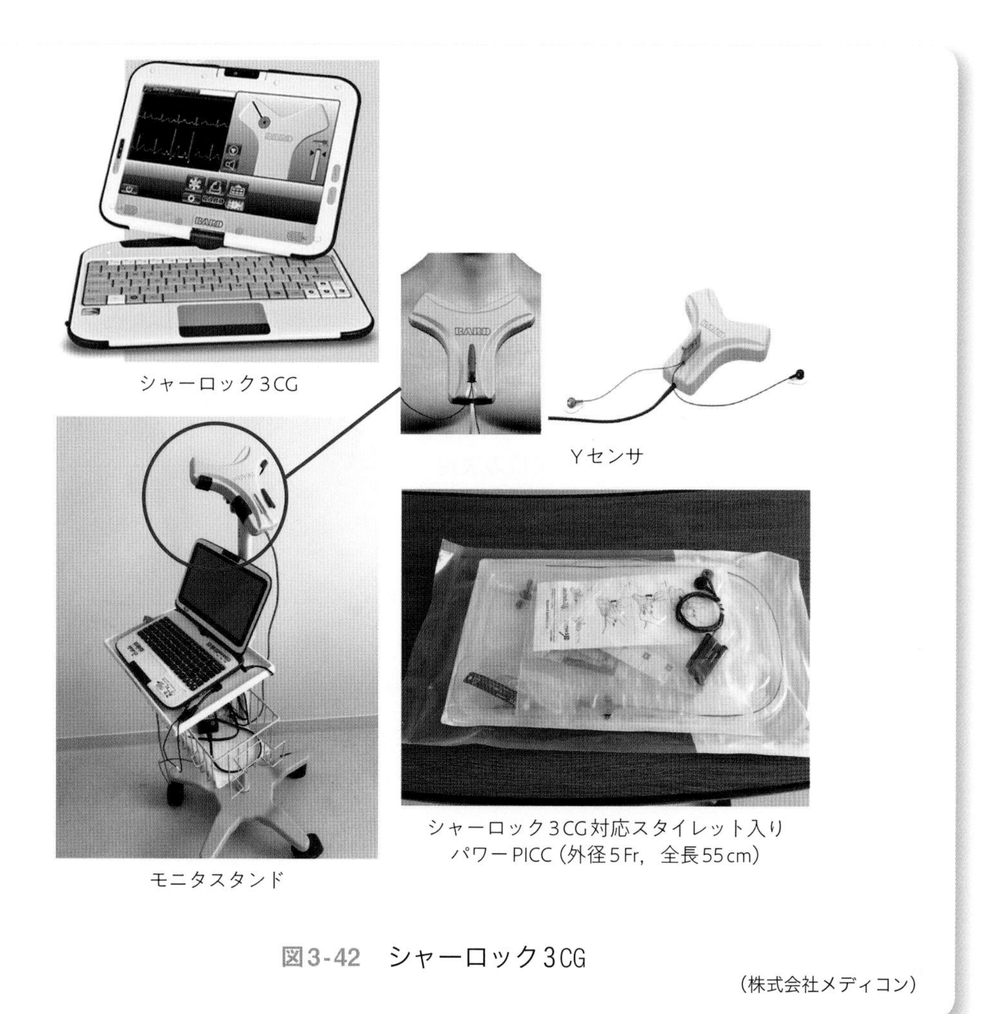

図3-42 シャーロック3CG

（株式会社メディコン）

2 シャーロック3CGを用いた パワーPICC®の挿入方法・注意点

手順1 患者の病歴，心電図波形を把握する

手技の前に，可能であれば患者の病歴と事前に計測した心電図波形を確認したほうがよいです．以下のように心電図指標が使えない場合があります．

- P波がない
- P波が識別できない
- P波が断続的である
- 心調律の変化によりP波が変化する
- カテーテルを進めてもP波が変化しない

　これらの症状は心調律異常，心房細動，心房粗動，重度の頻脈などの原因となる可能性があり，事前に把握しておく必要があります．

手順2　シャーロック3CGの準備

①Yセンサを本体に接続する．

②本体の電源を入れる．

③Yセンサを配置する部分に金属製の物がないことを確認する（周囲に金属物があると磁場に影響する）．

④ポンプ類，携帯電話などの電波を発する機器から，本体を少なくとも1.5m以上離して使用する（③と同じく磁場に影響する）．

手順3　血管穿刺部位の決定

手順4　カテーテル長の測定

手順5　Yセンサの準備・装着

①心電図電極リードのコネクタをYセンサに取り付ける．

②Yセンサをカバーに入れる．

③カバー裏のシールをはがし，Y字の窪み部分が頸切痕（鎖骨上窩－胸骨上縁）に合うのを目標に，患者の皮膚に直接装着する（**図3-43**）

手順6　心電図の電極を貼付し，体表心電図波形を評価する

①Yセンサに取り付けた心電図リードに電極テープを付け，患者の皮膚に直接貼付する（**図3-44**）

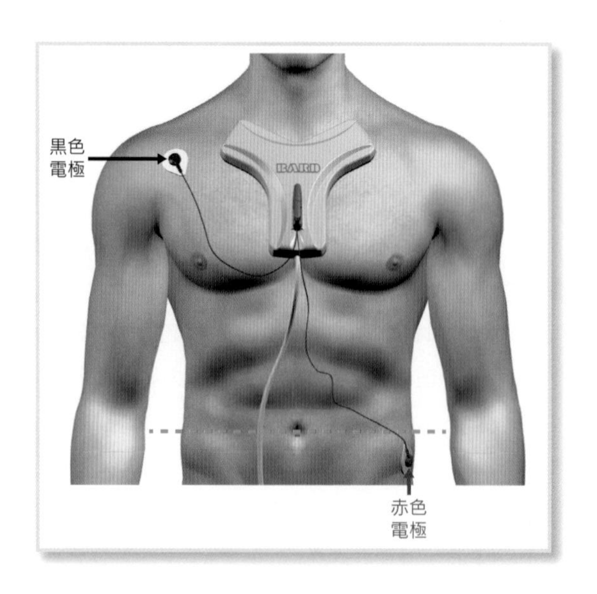

図3-43　Yセンサと電極テープの装着

黒色電極：患者の右肩
赤色電極：患者の左側面（臍の高さより下の中腋窩線上）

（株式会社メディコン）

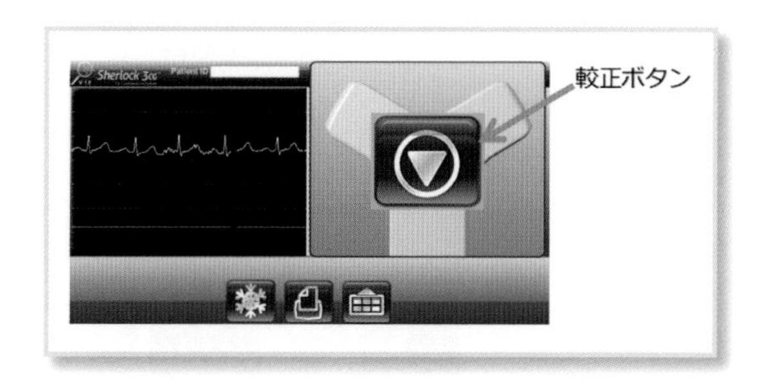

図3-44 シャーロック3CGのモニタ画面
(株式会社メディコン)

②シャーロック3CG本体モニタに出た体表心電図波形が安定していることを確認する(P波が存在し，識別可能であり，周期的であること)

手順7 マグネットトラッキングの初期較正を行う

シャーロック3CG本体モニタの較正ボタンを押し，マグネットトラッキングの較正を行ってください(**図3-44**)．較正がうまくいかない場合，磁気干渉の原因(金属，電波を発する電子機器など)を取り除いてください．

手順8 カテーテル挿入の準備

手順9 カテーテルの長さ調整を行う(製品添付文書，取扱説明書を参照)

手順10 静脈を穿刺する

手順11 スタイレットを電極コネクタに接続する

①Yセンサに電極リードが接続されていることを確認する

②ドレープの上から電極リードのコネクタに，スタイレットのコネクタを取り付ける

③本体モニタでマグネットトラッキングの較正をもう一度行う

https://vimeo.com/563123189/9ab7a86fd5

手順12 カテーテル挿入

①シースを残し，ダイレータを抜去する

②シース越しにカテーテルをゆっくりと血管内に進める

③マグネットナビゲーション上でスタイレットの先端を示すアイコンが下向きに安定して動いていることが表示されるまで，カテーテルを挿入する(**図3-45**)

https://vimeo.com/564004476/5a538ee723

手順13 血管内心電図波形でP波を確認する

血管内心電図の波形(体表心電図，血管内心電図)にP波が認められ，識別可能であり，一定して発生いることを確認します(**図3-46**)．

手順14 カテーテル先端位置を調整する

①事前測定したカテーテル長を目標に，血管内心電図のP波を確認しながらゆっくりとカテーテルを挿入していく

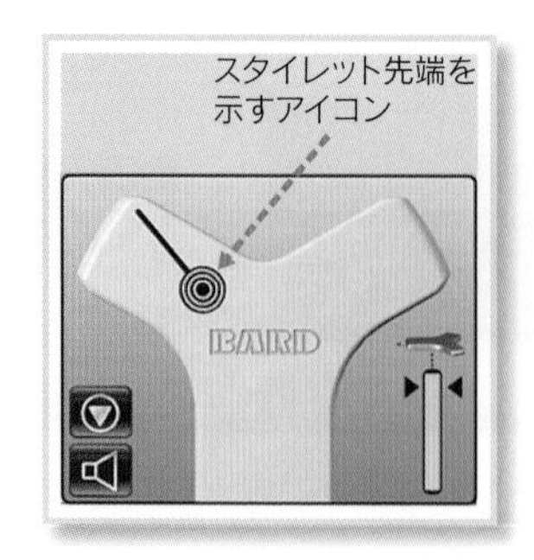

図3-45　スタイレット先端の表示
（株式会社メディコン）

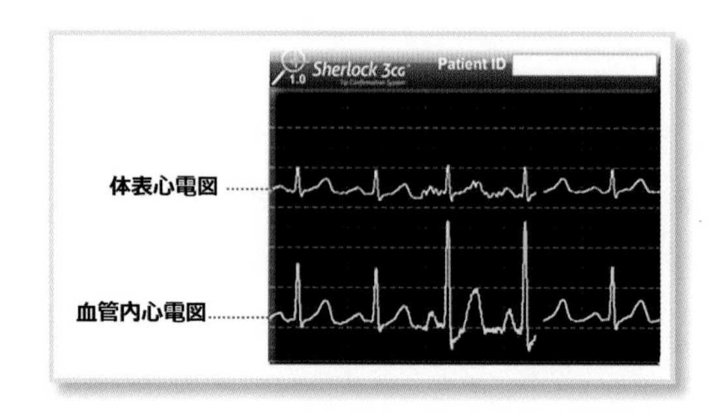

図3-46　血管内心電図の波形
• 波形が表示されない場合，カテーテルをフラッシュすると表示されることがある（波形が安定しない場合も同じ）.
• 波形の大きさは，MENUボタン→心電図メニュー→Scaleで調整することができる.
（株式会社メディコン）

②カテーテルの先端位置をゆっくり調整して，P波の振幅が最大となる位置（カテーテル先端がCAJに接近したことを表す）にカテーテルを留置する（**図3-47**）

③心電図波形データは，シャーロック3CG本体に記録することができる

手順15　カテーテル留置を完了する

①イントロデューサシースを抜去する
※シースは必ず血管から抜去してから裂くこと

②スタイレットをT－フィッティングと一体の状態でゆっくりと抜去する

③カテーテルを生理的食塩水でフラッシュ，ヘパリン加生食でロックし，キャップを取り付ける

④カテーテルをスタットロック®で固定し，ドレッシング材を貼付する

⑤ドレープを外して廃棄する

⑥体表心電図の電極およびYセンサを取り外す

手順16　胸部X線写真を用いてカテーテル先端位置を確認する

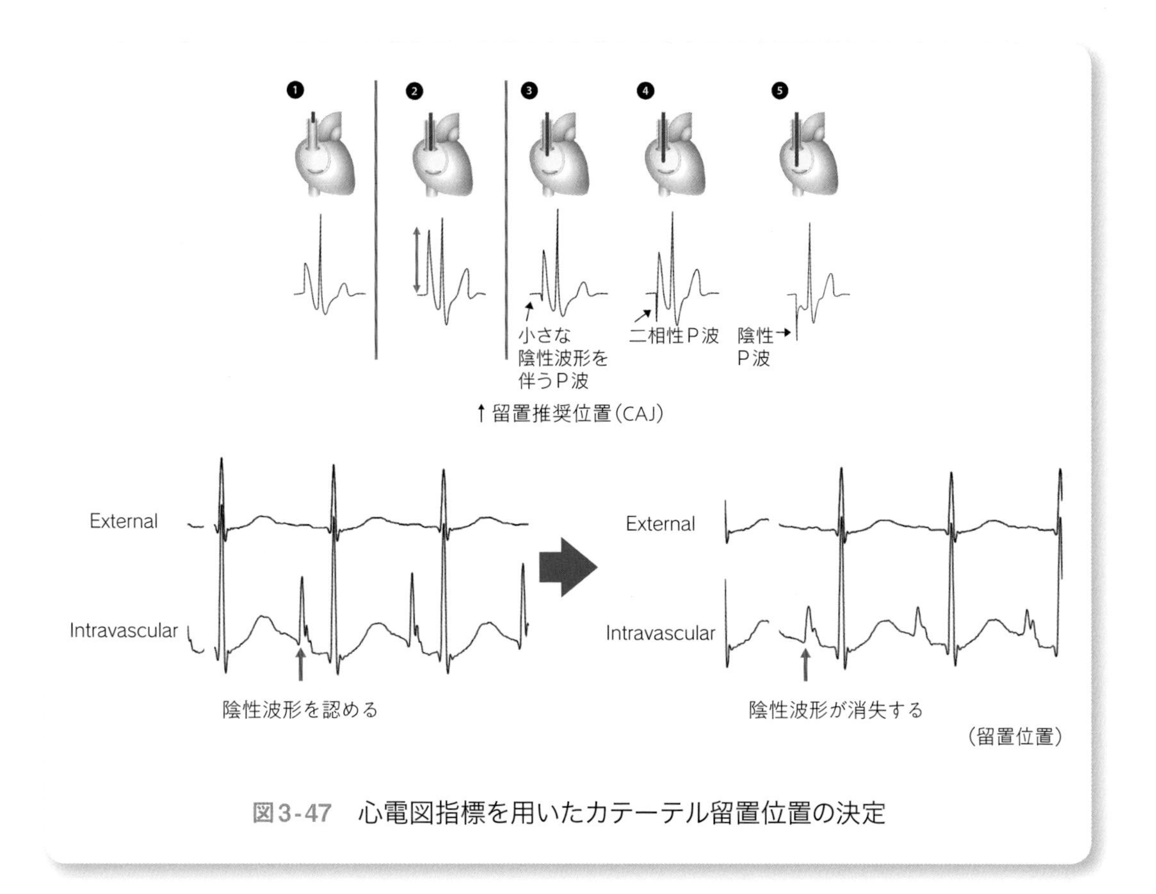

図3-47　心電図指標を用いたカテーテル留置位置の決定

シャーロック3CGの準備，手順11と12をまとめた動画はこちら
https://vimeo.com/563123317/17cc83f31d

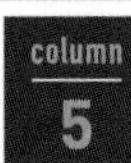

カテーテル先端の最適位置について

カテーテルの先端位置が最適位置にないことで起こりうる問題点には以下があります．

- 静脈血栓の形成
- カテーテル内の血栓閉塞
- カテーテル迷入（内頸静脈への反転など）
- カテーテルキンク
- カテーテル引き抜け

お気づきの方もおられると思いますが，カテーテル先端の最適な位置はまだ議論を残すところがあります．それぞれ論文などまとめましたので参考にしてください．

1) 上大静脈の下1/3：血栓形成やカテーテル機能不全の発生率が低い

- Caers J, Fontaine C, Vinh-Hung V, et al.：Catheter tip position as a risk factor for thrombosis associated with the use of subcutaneous infusion ports. Support Care Cancer, 13 (5)：325-331, 2005.
- Petersen J, Delaney JH, Brakstad MT, et al.：Silicone venous access devices positioned with their tips high in the superior vena cava are more likely to malfunction. Am J Surg, 178 (1)：38-41, 1999.

2) Zone分類[5, 7]（**図1**）

- 右上腕から挿入されたカテーテルの場合はZone B
- 左上腕から挿入されたカテーテルの場合はZone C

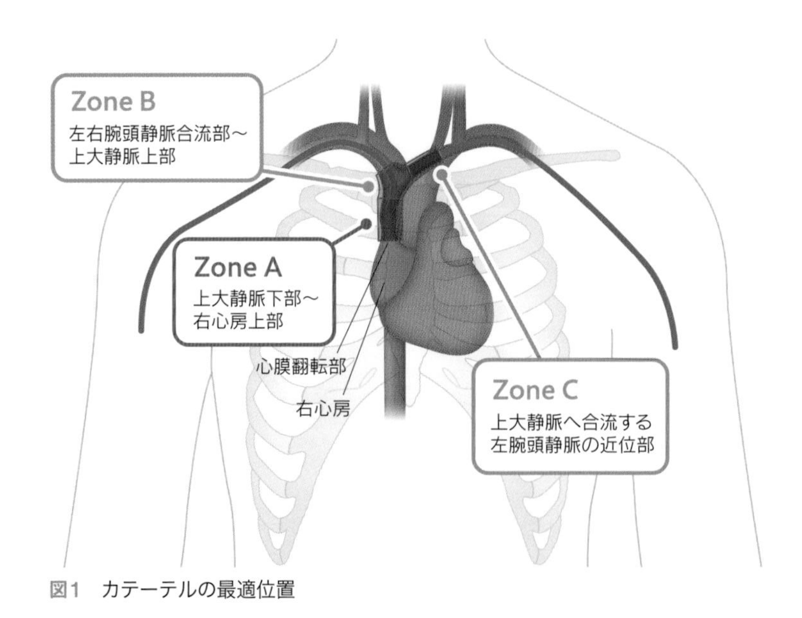

図1　カテーテルの最適位置

- 日本麻酔科学会安全委員会，安全な中心静脈カテーテル挿入・管理のため手引き改訂WG作成：安全な中心静脈カテーテル挿入・管理のためのプラクティカルガイド2017，2017年6月改訂.
- Stonelake PA, Bodenham AR：The carina as a radiological landmark for central venous catheter tip position. Br J Anaesth, 96 (3)：335-340, 2006.
- 認定病院患者安全推進協議会 CVC検討会：中心静脈カテーテル挿入・管理に関する指針（改定第3版 2020），日本医療機能評価機構，2020.

3)上大静脈右心房接合部(CAJ)

シャーロック3CGの基準留置位置です．血流量が多く，**表1**のガイドラインが基になっています．

表1 各ガイドラインの基準留意位置

欧州臨床栄養代謝学会 ESPEN (2009)	上大静脈1/3から右心房との接合部，あるいは右心房の上1/3
米国IVR学会 SIR (2010)	上大静脈と右心房の接合部に近い，上大静脈の下側1/3
米国輸液看護協会 INS (2016)	上大静脈内，または上大静脈と右心房との接合部付近

- Pittiruti M, Hamilton H, Biffi R, et al.：ESPEN Guidelines on Parenteral Nutrition：central venous catheters (access, care, diagnosis and therapy of complications). Clin Nutr 28 (4)：365-377, 2009.
- Dariushnia SR, Wallace MJ, Siddiqi NH, et al.：Quality improvement guidelines for central venous access. J Vasc Interv Radiol, 21 (7)：976-981, 2010.
- Infusion Nurses Society：Infusion Therapy Standards of Practice. 39 (15), 46-48, 2016.

4)胸部X線写真での最終確認

PICCの最終確認は胸部X線写真で行います．カテーテル先端位置は上大静脈内で血管壁とほぼ平行に走行し，鎖骨下縁よりも尾側で第3肋骨や胸椎4/5間，気管分岐部もしくは右主気管支の基部より頭側にあるのが理想的です．

- 日本麻酔科学会安全委員会，安全な中心静脈カテーテル挿入・管理のため手引き改訂WG作成：安全な中心静脈カテーテル挿入・管理のためのプラクティカルガイド2017，2017年6月改訂.

参考文献

1) Trerotola SO, Thompson S, Chittams J, et al.：Analysis of tip malposition and correction in peripherally inserted central catheters placed at bedside by a dedicated nursing team. J Vasc Interv Radiol, 18 (4)：513-518, 2007.
2) 德嶺譲芳監・金井理一郎編：必ずうまくいく！PICC. 羊土社, 2017.
3) Schuster M, Nave H, Piepenbrock S, et al.：The carina as a landmark in central venous catheter placement. Br J Anaesth, 85 (2)：192-194, 2000.
4) Caers J, Fontaine C, Vinh-Hung V, et al.：Catheter tip position as a risk factor for thrombosis associated with the use of subcutaneous infusion ports. Support Care Cancer, 13 (5)：325-331, 2005.
5) Dawson RB：PICC Zone Insertion Method™ (ZIM™)：A Systematic Approach to Determine the Ideal Insertion Site for PICCs in the Upper Arm. J Assoc Vasc Access, 16：156-165, 2011.
6) Pittiruti M, Lamperti M：Late cardiac tamponade in adults secondary to tip position in the right atrium：an urban legend? A systematic review of the literature. J Cardiothorac Vasc Anesth, 29 (2)：491-495, 2015.
7) Stonelake PA, Bodenham AR：The carina as a radiological landmark for central venous catheter tip position. Br J Anaesth, 96 (3)：335-340, 2006.
8) 米国疾病管理予防センター (CDC)：血管内カテーテル関連感染予防のためのCDCガイドライン2011, 2011.
9) Safety Committee of Japanese Society of Anesthesiologists Japanese Coalition for Patient Safety (JCPS). J Anesth, 81-100, 2015.
10) He Y, Xiao S, Guo Z, Li F,：Methods for the prevention of internal jugular vein malposition of peripherally inserted central catheter in patient with limited neck motion. Chinese Journal of Clinical Nutrition, 22：317-320, 2014.
11) 認定病院患者安全推進協議会 CVC検討会：中心静脈カテーテル挿入・管理に関する指針(改定第3版2020), 日本医療機能評価機構, 2020.
12) 三岡裕貴, 石橋宏之, 杉本郁夫, 他：左腕頭静脈圧迫に関するCT画像による解剖学的検討. 静脈学, 29 (3)：323-327, 2018.

資料

• Pittiruti M, Hamilton H, Biffi R, et al.：ESPEN Guidelines on Parenteral Nutrition：central venous catheters (access, care, diagnosis and therapy of complications). Clin Nutr, 28 (4)：365-377, 2009.

4 PICCの管理と合併症対策

PICC留置期間中の管理方法と観察ポイント

PICCはCICCと比較し，合併症率が低く，安全に挿入できるといわれており，わが国でも徐々に普及しています[1]．しかし，重要な合併症の一つにもされている血管内留置カテーテルによる血流感染症（CRBSI）が高頻度に発生することもあります．他にも，カテーテル閉塞や，事故抜去などで挿入後に抜去しなければならないことも発生しています．安全に挿入できるPICCですが，正しい知識で細やかな管理をしなければ，目的とする期間の使用ができなくなる可能性があります．PICCを長期間留置するためには，正しくPICCを取り扱えるようにすることが非常に重要になります．

1 感染率の低減のために必要なこと

IHI（米国医療の質改善研究所）は，CRBSIの予防策として中心静脈ラインバンドルを実施し[2]，18ヵ月通してミシガン州の全州域において集中治療室（ICU）でのCRBSI感染率が66％減少したことを示しています[3]．中心静脈ラインバンドルは5つの主要要素から構成されています（**図4-1**）．

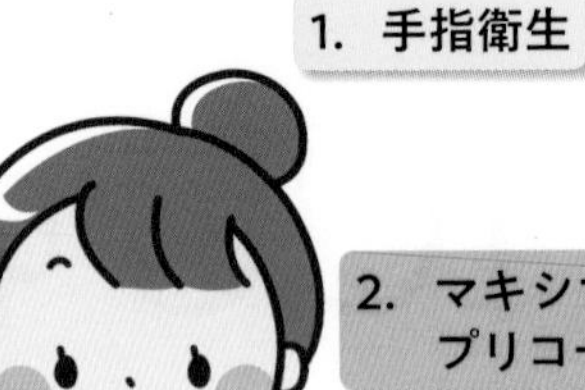

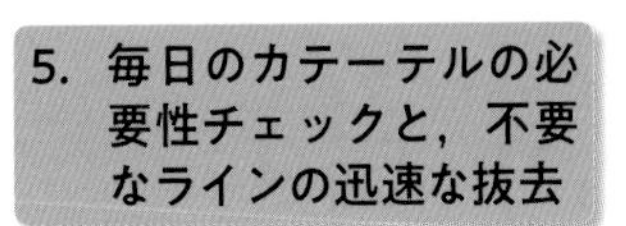

図4-1　中心静脈ラインバンドル

1）手指衛生

中心静脈ライン感染を減らす方法の一つは，正しい手指衛生です．①カテーテル刺入部に触れる前後，②血管内カテーテル挿入，交換，アクセス，修正，ドレッシングを行う前後，③手が目に見えて汚れている場合，④侵襲的処置の前後，⑤手袋を着用する前後，⑥トイレに行った後の適切なタイミングで手指衛生を行います．

2）マキシマル・バリアプリコーション

マキシマル・バリアプリコーション（高度無菌防護予防策，MBP）とは，術者が手指衛生を行い，帽子，マスク，滅菌ガウン，滅菌手袋の装着を厳守することです．さらに患者に対しては，カテーテル刺入部に相当する部分を，小さく穴の開いた滅菌ドレープで頭からつま先まで覆う対策のことです．2つの研究で，MBPを行わない場合，中心静脈ライン感染の発生率が増大したという報告があります[4,5]．

3）クロルヘキシジンによる皮膚消毒

クロルヘキシジンはポビドンヨード液などの消毒薬よりも皮膚の消毒に効果的であることが立証されています[6]．クロルヘキシジンが禁忌の場合は，ポビドンヨードまたは70%アルコールで代用します[7]．

4）最善のカテーテル刺入部の選択

CICC挿入部位の大腿静脈や，内頸静脈の場合，毛髪や汗，排泄物により汚染されやすいのに対し，PICCは上腕静脈からの挿入であり，比較的皮膚表面の温度や湿度が低く，体表部の常在菌数が少ないため感染率が低いといわれています．

5）毎日のカテーテルの必要性のチェックと，不要なラインの迅速な抜去

中心静脈ラインの必要性を毎日チェックすることで，患者にとって不要なカテーテルを速やかに抜去することができます．中心静脈ラインの留置期間が長期になることで感染リスクは増加するため，不要なカテーテルを1日も早く抜去することで，感染率を減らすことができます．毎日本当に必要かを検討することが非常に重要になってきます．

2 刺入部の管理

1）刺入部の消毒とドレッシング材の交換

刺入部の消毒とドレッシング材の交換は，1週間に1回行います．クロルヘキシジンにて刺入部の消毒を行い，ドレッシング材を交換します．ルートも1週間に1回は交換しましょう．消毒はドレッシング材を考慮した広さの範囲に行います．クロルヘキシジンにアレルギーがある人に対しては，ポビドンヨードを使用します．

透明のドレッシング材を貼付しているため，刺入部の観察は毎日行います．発赤，膿汁，腫脹がないか，固定糸の脱落，ルートが抜けていないかなども観察します．

固定は，軽くUの字を作るようにして固定します（**図4-2**）．屈曲していると，閉塞して滴下不良になりますので気をつけましょう．

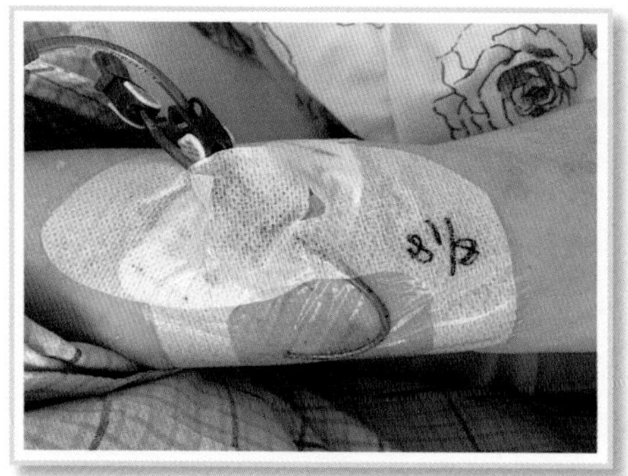

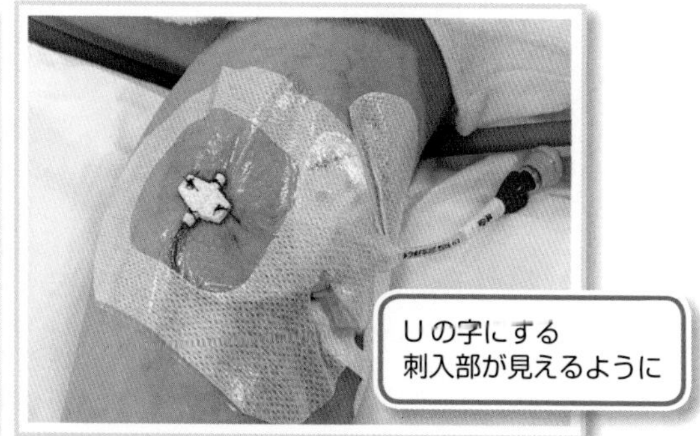

図4-2 PICCの固定

3 側管など接続部に関する管理

ニードルレスコネクタは「閉鎖式」と考えられ，広く使われていますが，井上ら[8)]は実際の使用実態を考慮した実験において，長時間接続試験，メス耐久試験，オス汚染試験それぞれにおいて，高率に微生物が侵入するニードルレスコネクタもあることを報告しています．使用方法によっては感染の機会を高めてしまうため注意する必要があります．消毒をしっかり行い接続するようにしましょう

輸液ライン交換時の接続部の消毒，ニードルレスコネクタの消毒，側注用の消毒には，消毒用エタノールを用いることが推奨されています．

4 閉塞などのトラブルに注意

中心静脈栄養（TPN）溶液や造影剤投与後は生理的食塩水20mLでしっかりフラッシュしないと閉塞しやすくなりますので，プランジャーを押す・止める・押す・止めるというパルス（波を生じるような）動作を続けて行うパルシングフラッシュ法を行います．

フラッシュする際は必ず10mL以上のシリンジを使用します．5mLなどの小さなシリンジを用いると過剰な圧がかかり，血管やカテーテルが損傷するおそれがあります．実際に破損した例もありましたので，必ず10mL以上のシリンジを使用しましょう．

PICCの合併症と予防・対処方法

PICCは中心静脈カテーテル（CVC）の一つとして位置づけられていますが，末梢の静脈から挿入できるためCICCに比べて挿入時の致死的合併症が少ないことが最大の利点で，より安全な中心静脈路として推奨されています．2017年には日本医療安全調査機構から，CVC挿入における医療安全の取り組みとして9つの提言（p.12，**表1**参照）が出されました．ここではCICC挿入時の致死的合併症を回避するための再発防止に向けた提言がまとめられており，PICCによる代替の検討などPICCの安全性が評価されています[9)]．また，2015年に「保健師助産師看護師法」の一部改正に伴い看護師の特定行為が明文化され，特定行為研修を受けた看護師によるPICC挿入も始まっており，今後ますますPICCの普及が期待されます．しかしながら，生命に

関わる重大な合併症が少ないといわれているPICCですが，挿入時や留置後の合併症など注意しなければならないポイントがいくつかあります．ここでは，PICCの合併症とその予防・対処方法について解説します．

PICC挿入時には挿入中の合併症の早期発見・早期対応をするために，必ず患者に生体モニタを装着し，心電図，パルスオキシメータ，血圧測定を行うことが必須となります．また，PICC挿入中は患者とコミュニケーションを密にとり，不安の軽減に努めるとともに何か異変を感じたときには術者に伝えるよう，患者にも協力が得られるように声かけを行いましょう．万が一のときに備え，緊急カートの準備や気道確保に必要な器具，除細動器などの準備も必要です．そして，穿刺前には必ず術者と介助者とでタイムアウト（**図4-3**）を行い，患者氏名，穿刺目的，穿刺部位，リスク評価およびアレルギーの有無などを確認します．

CVCの合併症は，一般的にカテーテル穿刺・留置に伴うものと，カテーテル留置後の管理中に起こるものに分けることができます．

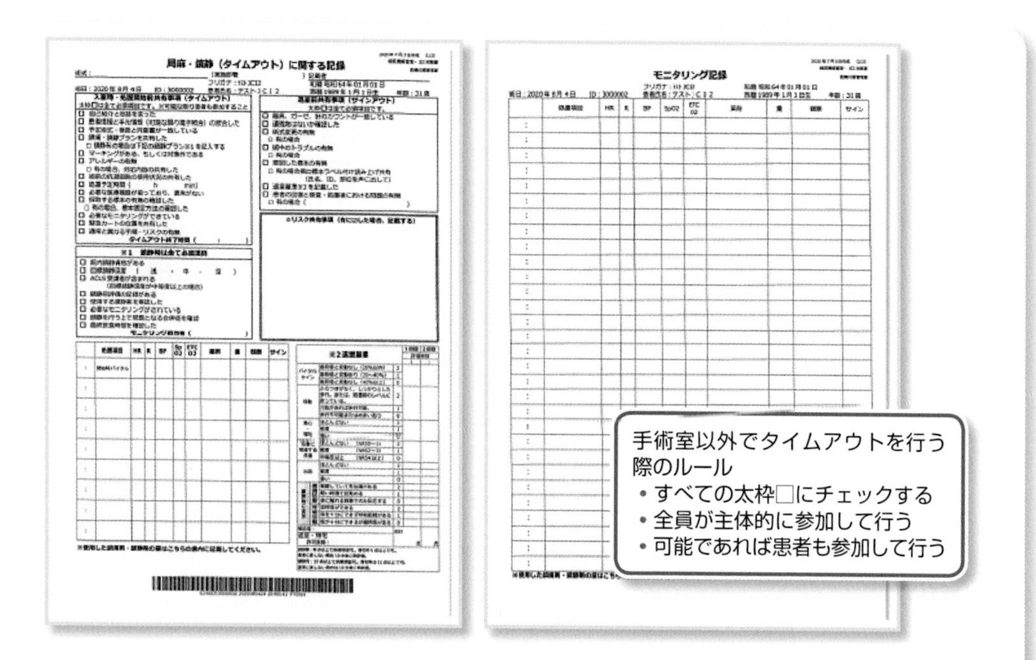

図4-3　タイムアウト用紙の例（藤田医科大学）

1 PICCカテーテル挿入時の穿刺・留置に伴う合併症と予防・対処方法

穿刺・留置に伴う合併症として，動脈誤穿刺や皮下血種，神経・筋・深部組織損傷などの機械的合併症があります．これらの機械的合併症を予防するには，動脈・静脈の区別を確実に行い，少ない穿刺回数で成功させることが重要となります．穿刺の際には，エコーを使用することや血管や神経の走行などを十分理解した上で行うことが大切です．PICC挿入時には血管の選択が重要となりますので，それぞれの血管の特徴を理解しておきましょう(**図4-4**)．

また穿刺に伴う神経損傷は，穿刺時に末梢神経を機械的に損傷する可能性だけでなく，カテーテル留置によって血管内腔を閉塞してしまうことで浮腫をきたし，それが神経を圧迫して神経障害の症状を起こす可能性もあります．そのため，穿刺時の神経障害に注意することはもちろんですが，カテーテル留置後も皮膚の知覚障害などの神経症状にも注意を払うことが必要です．

1）穿刺部位の血管の選択についての注意事項

尺側皮静脈は，上腕の血管の中では径が太く，上大静脈までの走行が直線的であるためPICC挿入の推奨血管とされています．また腋窩静脈，鎖骨下静脈，腕頭静脈から上大静脈までの挿入が容易であることも特徴の一つです．一方，尺側皮静脈は橈側皮静脈ほど表層に存在しないため，触診での確認が必要となる場合があります．また上腕動脈や内側前腕皮神経の分岐近くを走行するため，穿刺する際にはそれらに注意する必要があります．

橈側皮静脈は，比較的表在に位置しています．血管の走行から松葉杖を使用している患者にも選択可能な血管です．一方，腋窩静脈との合流点で急角度に曲がるため，カテーテルがひっかかり進めることが困難となる場合があります．また内頸静脈や内胸静脈，上腕の静脈に戻ってきてしまうなどのカテーテル迷入のリスクが高まる可能性があります．

上腕静脈は，皮静脈への穿刺が困難な場合に選択することができますが，深部静脈のためエコーガイド下での穿刺が必要となります．また上腕動脈や正中神経に近く，損傷のリスクがあるため第一選択としては推奨されません．上腕静脈の解剖は個人差が大きく，通常，動脈を挟んで２本ある静脈が１本しかないとか，１本から２本に分かれているとか，正中神経や上腕動脈が前面に重なっているなど多彩であるため注意が必要となります．

上記の理由から，上腕からのPICC挿入では尺側皮静脈が第一選択となりますが，上腕尺側皮静脈の血管径が細い場合や，穿刺に失敗し血腫の圧迫

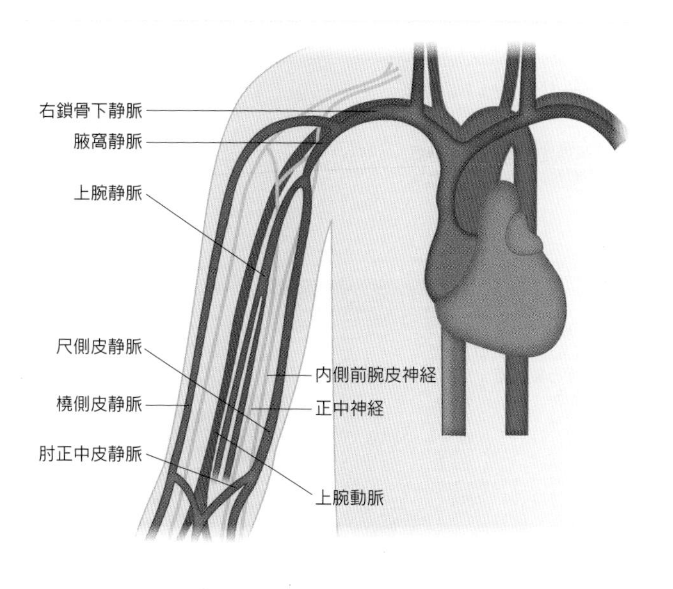

図4-4 動脈・静脈・神経の走行

や血管外への血液漏出による不鮮明化などで穿刺ポイントがなくなってしまった場合には，上腕静脈からの穿刺を考慮します．どの血管を選択してもPICCの留置は可能ですが，血管径が太いほど静脈炎のリスクは減少することに留意し，それぞれの長所と短所を踏まえて実際の血管径と血管走行をエコーで確認して穿刺部位を選択することが重要となります．また，脱水などで血管が虚脱傾向であれば，穿刺などにより血管が圧迫されガイドワイヤ操作がうまくできない場合もあるため，患者の病態などの評価もあわせて必要となります[10)]．

2) 動脈誤穿刺

誤って動脈を穿刺してしまった場合にコントロールが可能な止血凝固能であるかどうかを確認しておく必要があります．抗血小板薬や抗凝固薬の内服，血液疾患などで血小板数が低下している場合，また肝硬変などによる凝固能低下例など基礎疾患にも注意が必要です．万が一，動脈を穿刺してしまった場合には，穿刺針を抜去後に止血が完了するまで刺入部の圧迫止血を行います．圧迫時間は患者の状態によりますが，止血後には，皮下血種の有無など経時的に確認しましょう[11)]．

3) ダイレータによる血管損傷

ダイレータの挿入角度や挿入時の勢いが強ければ，静脈の後壁から動脈を穿通したり，血管を損傷する可能性があるため注意が必要です（**図4-5**）．

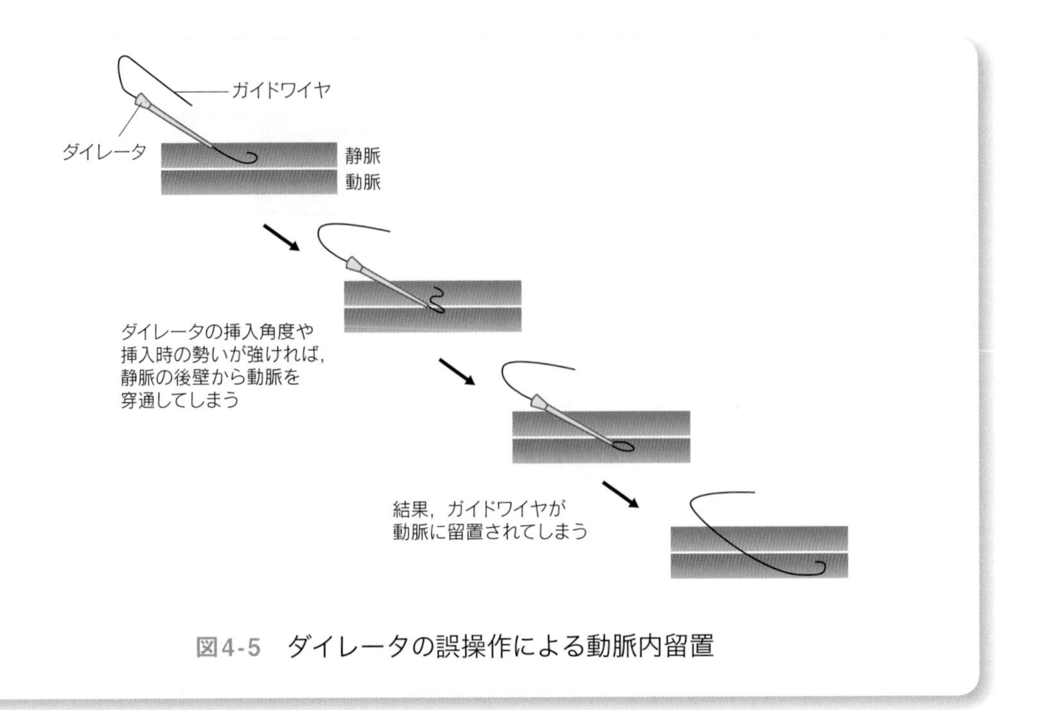

図4-5　ダイレータの誤操作による動脈内留置

ダイレータ挿入時はガイドワイヤが折れて血管を損傷していないかどうか，ガイドワイヤをスライドさせて確認します．また穿刺後の逆血が鮮紅色であったり，拍動や勢いが少しでもある場合は動脈誤穿刺を疑います．判断しかねる場合は，血液ガス分析を行い動脈血か静脈血かを確認します．

4）穿刺針の再穿刺におけるトラブル

プラスチック外筒付き穿刺針による再穿刺を行う場合，外筒を必ず皮膚から完全に抜去し先端の状態を目で確認しながら内筒を外筒に再挿入するようにしましょう．外筒が皮膚に残ったままの状態で内筒を再挿入してしまうと，体内で外筒の先端が破損したり，皮下の組織内や血管内に外筒が遺残してしまう可能性があります[12]（**図4-6**）．一般的に，金属留置針は血液の逆血確認からそのままガイドワイヤを挿入できる利点がありますが，針先の固定が不安定であると血管内に留置できたにもかかわらず，針先が動いてしまいガイドワイヤを挿入できないことがあります．針先の固定には慣れやコツが必要です．一方，プラスチック外筒付き穿刺針は，外筒を留置し内筒針を抜去するといった行程を要しますが，外筒さえ留置できればガイドワイヤの挿入は容易となります．このようにそれぞれの穿刺針の特徴を知っておくとよいでしょう．

5）不整脈

ガイドワイヤやカテーテルが深く入りすぎ，右心房や右心室壁，房室結

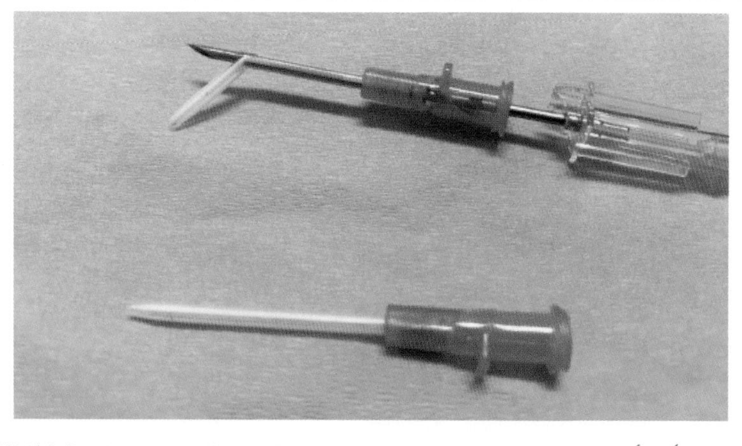

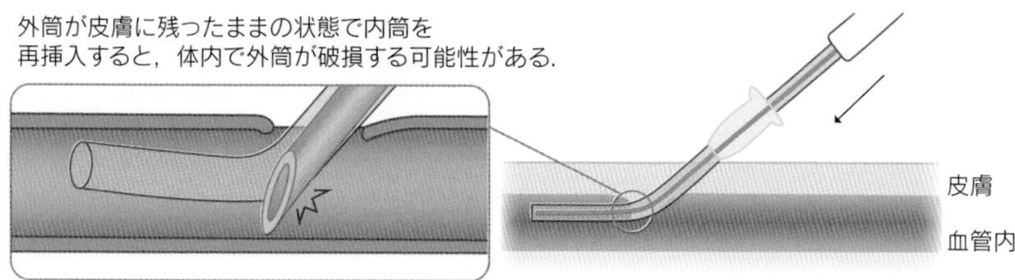

図4-6　プラスチック外筒付き穿刺針使用時の注意点

節(A-V node)に接触することで多彩な不整脈が誘発されます[13]（図4-7）．不整脈の多くの場合は一過性ですが，中にはR on Tから心室頻拍や心室細動などの致死性不整脈（図4-8）が誘発されることがあるため，必ず生体モニタ（心電図，パルスオキシメータ，血圧計など）を装着した上で実施します．可能であれば，モニタの心電図同期音を鳴らしながら操作することをお勧めします．手技に熱中するあまりモニタの確認がおろそかになってしまったり，バイタルサインの変化に気づきにくいことがあるため，耳から心電図のリズムを確認するとよいでしょう．また併せて患者の動悸などの訴えなどに注意して，不整脈が出現すればすぐにガイドワイヤやカテーテルを数cm引き抜き抜くようにします．カテーテルの先端が頭側に向かっていないことを確認するために，血管内留置のモニタとしてわざと深くカテーテルを挿入して不整脈を誘発させることは，致死性不整脈が起こりうるので絶対に行わないようにしましょう[12]．PICCのガイドワイヤとカテーテルはCICCに比べ長いため，不整脈やカテーテル先端位置の異常の観点からも，可能であればX線透視下での実施が推奨されます．

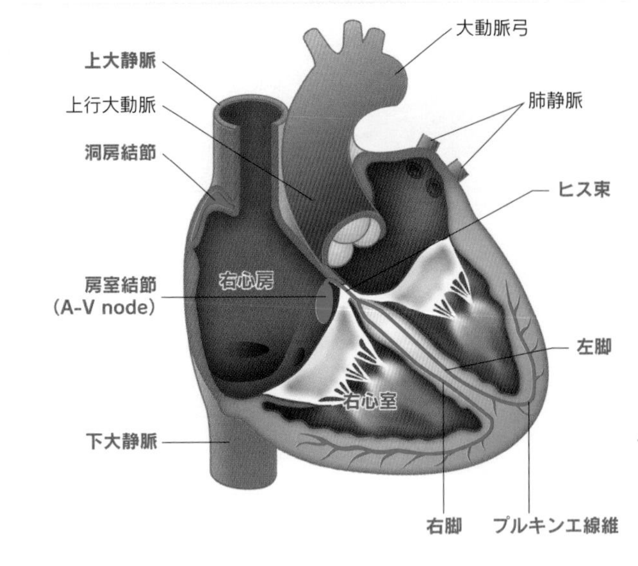

◀ガイドワイヤやカテーテルが深く入りすぎ，心筋を刺激することにより不整脈が誘発されることがあるため注意が必要．

図4-7　心臓の解剖

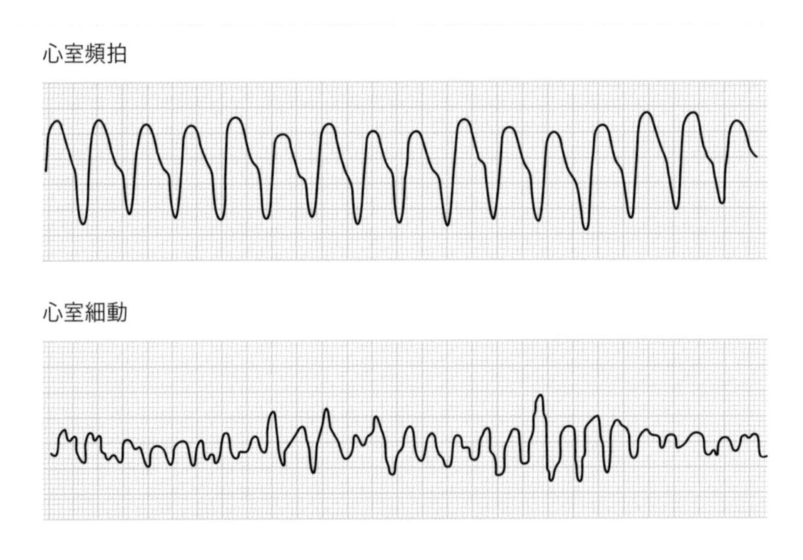

図4-8　致死性不整脈

6) キシロカイン®ショック

PICC挿入時に使用する局所麻酔薬が原因で，Ⅰ型アレルギー反応によるアナフィラキシーショックが起こることもあるため注意が必要です．頻度としてはまれですが，知っているのと知らないのとでは対応に差が出ますので，症状や対応など確認が必要です．症状としては，投与後数分以内に呼吸困難，血圧低下，頻脈，喘鳴，胸部不快感，口唇のしびれ，悪心，皮膚の発赤や蕁麻疹，眼瞼浮腫などが出現します．重症例では意識レベルの低下，気道閉塞や窒息，心停止などに進行する可能性があり，対処が遅れれば致死的となる可能性があるため，アレルギーに関する問診を処置前に必ず行いキシロカインによるアレルギー歴があれば使用を控えましょう．またキシロカイン以外の薬剤に対するアレルギー歴やアレルギー疾患のある場合は，慎重な投与を行います．万が一起こってしまった場合には，気道確保や薬物治療，心肺蘇生などを行いますが，緊急カートの準備や日頃から急変時に備えたシミュレーションなどを行っておくことが大切です．

7) ガイドワイヤやカテーテル，スタイレットなどの遺残・迷入

①穿刺時

金属針で穿刺をする場合，ガイドワイヤを挿入しようとして抵抗を感じたときは，それ以上ガイドワイヤを進めないようにしましょう．スムーズに進まないということは，ガイドワイヤが正しい場所または位置に進んでいないことを示しています．抵抗を感じた場合は，盲目的にガイドワイヤを進めたり，引き戻したりしてはいけません．金属針の先端にガイドワイヤがひっかかり無理に引き抜くことでガイドワイヤが切断され迷入や遺残することがあります．ガイドワイヤ操作時にひっかかりなどの抵抗を感じた場合には，無理にガイドワイヤのみを引き抜かず穿刺針ごと抜去します．

②ガイドワイヤ操作時

日本医療機能評価機構よりCVC挿入時にガイドワイヤが体内に残存した事例が16件ほど報告されており（集計期間：2015年1月1日～2020年5月31日），PICC挿入時でも同様の注意が必要です．ダイレータにガイドワイヤを通して留置する場合には，ガイドワイヤの血管内残存・迷入を予防するため，必ずダイレータの遠位端からガイドワイヤの端が出ていることを確認しましょう[14]．ガイドワイヤを保持しながら（尻を持つ）カテーテルを挿入することでガイドワイヤが血管内に迷入しないように注意します（**図4-9**）．万が一，ガイドワイヤの先端がダイレータ内に隠れてしまった場合には，ガイドワイヤを引き抜いて先端を出して保持してからカテーテルを進めるようにしましょう（**図4-10**）．また，ガイドワイヤがスムーズに進まない場合には，静脈内に留置されていない可能性が高いため，無理せず再度穿刺を行うほうがよいでしょう．

③カテーテル挿入時

金属製のスタイレットがあらかじめ仕込まれているタイプのカテーテルキットで，スタイレットを抜かずにカテーテルの長さ調整でカテーテルを

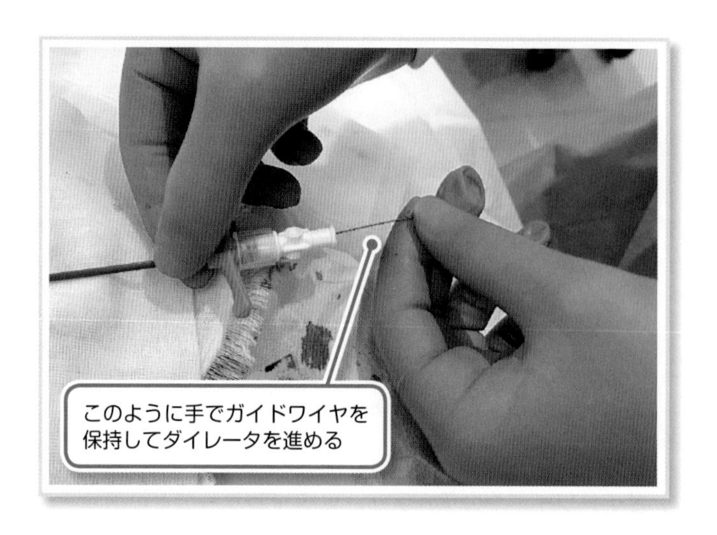

図4-9 ガイドワイヤ操作時の注意①

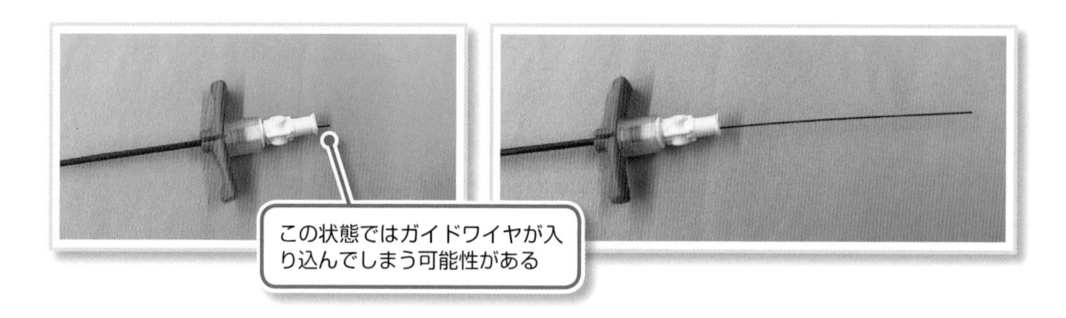

図4-10 ガイドワイヤ操作時の注意②

切断してしまうと，内部のスタイレットごと切断してしまいカテーテルとともに体内に留置されてしまいます．切れたスタイレットがカテーテルから逸脱して，心大血管を損傷するリスクが発生します．その場合には外科的除去を要するなど重大な合併症につながります[11]．現在では安全対策として，商品パッケージやカテーテル切断部に警告が付けられており術者にわかりやすく表示されていますが(**図4-11**)，PICC挿入時には使用するPICCカテーテルの添付文書を確認し，取り扱いを熟知しておくことが大切です．そして挿入後には，廃棄物の中に金属製スタイレットが含まれてるかをチェックすることで，金属製スタイレット遺残の早期発見をすることが可能となります．

もしもカテーテルやガイドワイヤの断片が右心室や肺動脈などに迷入した場合には，心室頻拍や心室細動などの致死性不整脈が生じることがあり

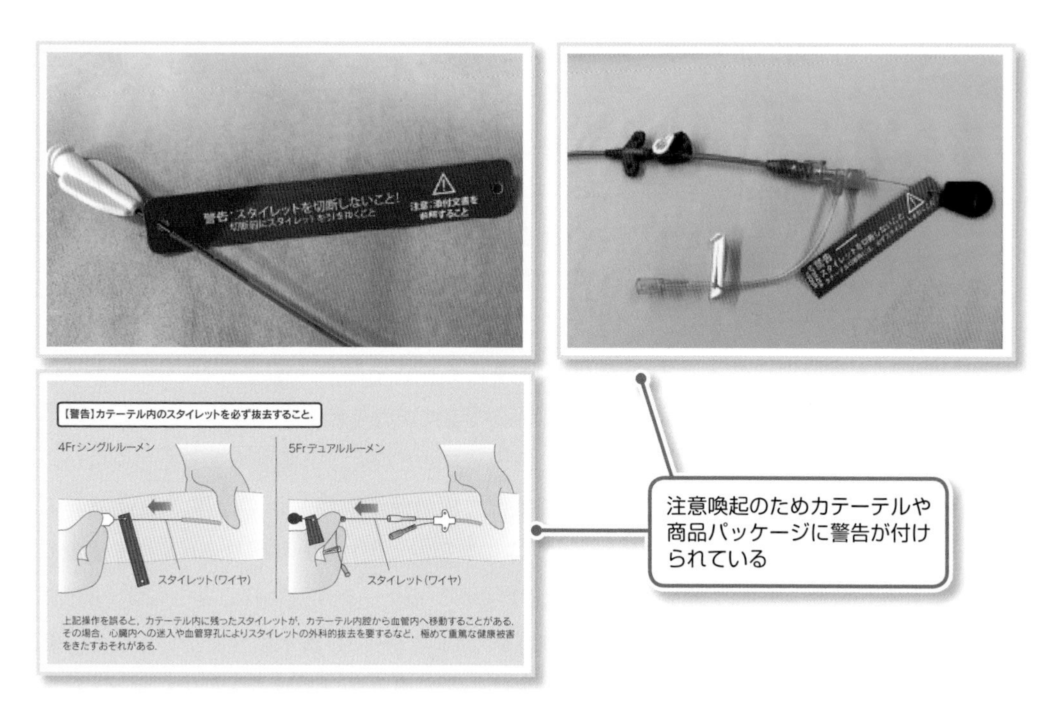

図4-11　スタイレットに関しての注意喚起

ます．また遺残物が心臓まで達した場合には心筋を穿孔し心タンポナーデを発生させたり，肺を穿孔すれば気胸，血胸などを引き起こす場合もあります．カテーテルやガイドワイヤの遺残が疑われる場合には胸部X線写真やCTで確認をしますが，下大静脈や下肢の静脈まで遺残物が達した場合には胸部X線写真のみでは発見できないことがありますので，CTでの確認をお勧めします[11]．

8) 空気塞栓

空気塞栓はPICCにも起こりうる重大な合併症ですが，PICCはカテーテルが長く細いため吸気による胸腔内圧の低下がカテーテル近位端まで伝わりにくいという特徴があり，CICCと比べると発生頻度は低くなります．しかし原理的には起こりえないわけではないので，手技中は可能な限り穿刺針やカテーテル開口部を閉塞させ大気圧に開放しないようにしましょう．またカテーテルに接続する三方活栓操作時や輸液回路交換時などにも不用意に開放しないことが大切です．PICC抜去時も同様に，空気塞栓予防のためCICC抜去時に準じますが，静脈にはいくつもの弁があり末梢側が陰圧になると閉じてしまうため，PICCによる空気塞栓の可能性はCICCに比べ低くなります[15]．

9) 心タンポナーデ

留置したカテーテル先端が心嚢よりも中枢側に達していると，カテーテル先端が体動や心臓の拍動などで動き，時間経過とともに血管壁を損傷したり心嚢へ穿破することにより，心タンポナーデが発生するリスクがあります．特にカテーテルの位置調整のために先端をカットするタイプのカテーテルキット（パワーPICC®，株式会社メディコン）は，カットラインが鋭利にならないようにカットするなどの注意が必要です．また，高浸透圧の輸液の投与などでも血管壁が損傷することもあります．心タンポナーデはショックから短時間で死に至る可能性がありますが，カテーテル挿入時だけでなく，留置後数日以上経過してから発生する場合もあるため注意が必要です．心タンポナーデ時には血圧の低下，頸静脈の怒張，心音減弱のBeckの３徴がみられますが，常に典型的に現れるとは限りませんので患者の訴えにも注意しましょう．また心タンポナーデが疑われる場合には，胸部X線写真で急激な心拡大がないか，心エコーで心嚢水貯留がないかなどの確認が必要です．予防法としては，PICC挿入後はできる限り早く胸部X線写真で先端位置を確認することが大切です．またカテーテルが移動しないように皮膚との固定をしっかり行い，挿入長が変化していないか毎日観察するとともに，カテーテルの先端位置に変化がないか経時的に胸部X線写真で確認するようにしましょう．

10) カテーテルの先端位置異常

通常PICCは中心静脈に留置されますが（**図4-12**），カテーテルの先端が何らかの原因で中心静脈以外の静脈内や，縦隔，右心房，右心室，動脈，胸腔，軟部組織などに留置されることが起こりえます．また中心静脈内にカテーテルが留置されていても，留置中に先端の位置が動くことで中心静脈以外に迷入することもあります．特にPICCはカテーテル自体が長いため，上肢の運動などにより心臓内に迷入しやすく，またシリコン製のカテーテルはその軟らかさから目標以外の静脈に迷入する確率が高くなります．よって非X線透視下で挿入した場合には位置異常や迷入のリスクが高くなるため，X線透視下でのPICC挿入が推奨されます．しかしながら，各施設の体制や環境，患者状態などからX線透視下での挿入が困難な場合には，ベッドサイドや処置室で挿入が必要となります．そのような場合にはもちろん，透視室で挿入した場合でも必ず胸部X線撮影を行い，カテーテルの走行と先端位置の確認を行います（**表4-1**）．

カテーテル先端位置異常を回避するためのポイントとして，まずPICC挿入前に上肢を外転・外旋させる体位をとることで，尺側皮静脈の走行が直線に近くなりカテーテルの先端が中心静脈に行きやすくなります（**図4-13**）．

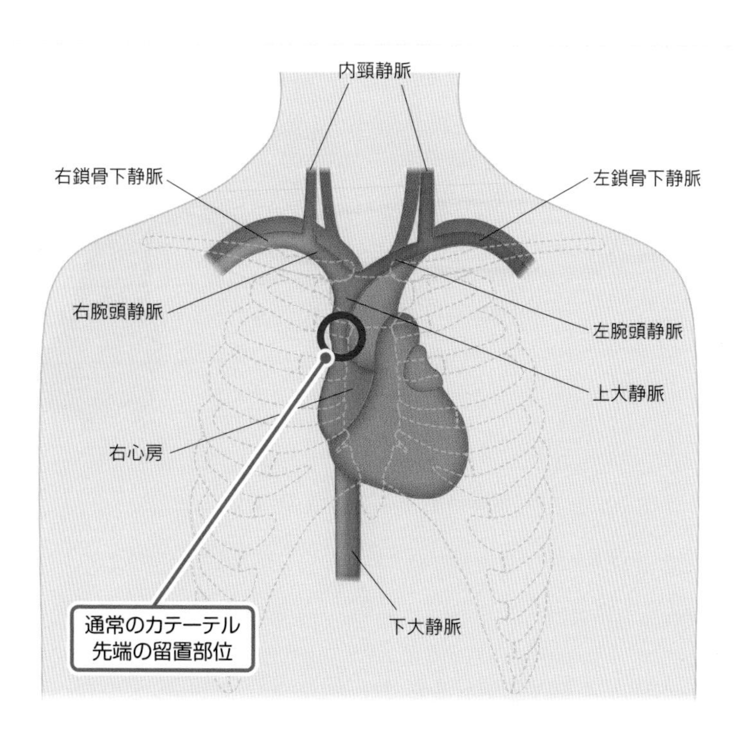

図4-12 主な静脈と心臓の位置関係

表4-1 透視室と非透視室でのPICC挿入におけるメリット・デメリット

	透視室でのPICC挿入（透視下）	ベットサイドや処置室でのPICC挿入（非透視下）
メリット	• 透視画像を見ながら挿入ができるため，先端位置異常が起こりにくい	• 透視室での挿入と比べ放射線量が少ない，低コスト
デメリット	• 透視室を専有してしまう • ベットサイドでの挿入に比べ放射線被曝量が多くなる	• 先端位置の異常が発生しやすい • 先端位置不良の場合の即時修正ができない

挿入前の体位作成にもコツがありますので実践してみるとよいでしょう．併せて，PICCカテーテル挿入時には患者に穿刺側のほうに顎をつけるように顔を向けてもらうことでも，内頸静脈へのカテーテル迷入を回避することができます．また，目標とする挿入長までカテーテルが挿入できたタイミングで頸静脈にエコーを当て，カテーテルの描出がないことを確認するのもよいでしょう．

カテーテルの先端位置異常としては，腋窩静脈や鎖骨下静脈など浅い位置での留置（図4-14 a，b），内頸静脈（図4-15 a，b）や対側の血管への迷入，鎖骨下静脈分枝への迷入，奇静脈への迷入などがあります．カテー

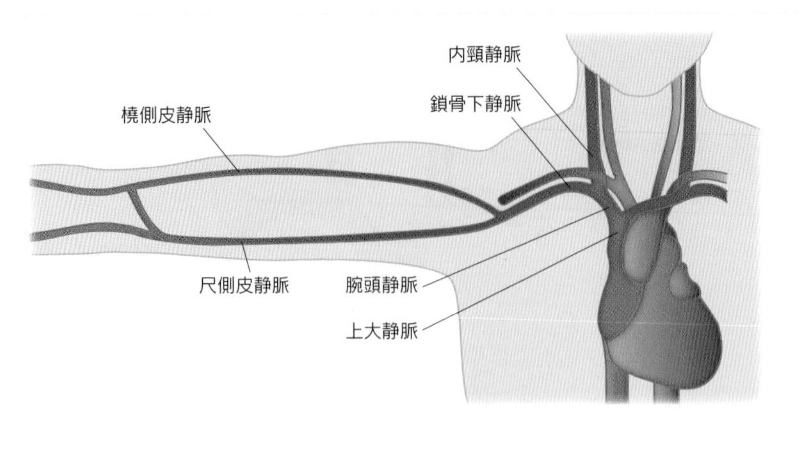

図4-13　体位作成のコツ

テルの先端が適切な位置にないことで，フラッシュや逆血時の抵抗，また注入困難などの問題が発生します．上大静脈と右心房の接合部(CAJ)は血流量が多く(**表4-2**)，中心静脈から投与するのに適した位置であり，ガイドラインなどでもカテーテル先端位置として推奨されています．

11) 左からのカテーテル留置のリスク

左からのPICC挿入は血管走行の特性により，カテーテル先端が上大静脈の壁に当たりやすいため注意が必要です(**図4-16**)．特にパルシングフラッシュ施行時や，上肢の運動，呼吸や心臓の拍動などで先端が血管壁に繰り返しの刺激を与えることにより，潰瘍形成から穿孔が生じ心タンポナーデや血胸，胸腔内輸液が発生するリスクがあります．こうしたリスクを回避するためにも，左上腕の静脈からPICCを挿入する場合は，カテーテルの先端位置が静脈の壁と平行になるように挿入することが重要で，血管壁に対してカテーテルの先端が突き刺さるような走行になっていないことを確認しておく必要があります．左からのPICC挿入の場合には，上大静脈と平行に留置する(Zone A)か，もしくは少し浅めの左腕頭静脈と上大静脈の合流部(Zone C)に留置するのが安全です(p.41 **図3-6**参照)．挿入後は経時的に胸部X線写真で位置の確認をするようにしましょう．

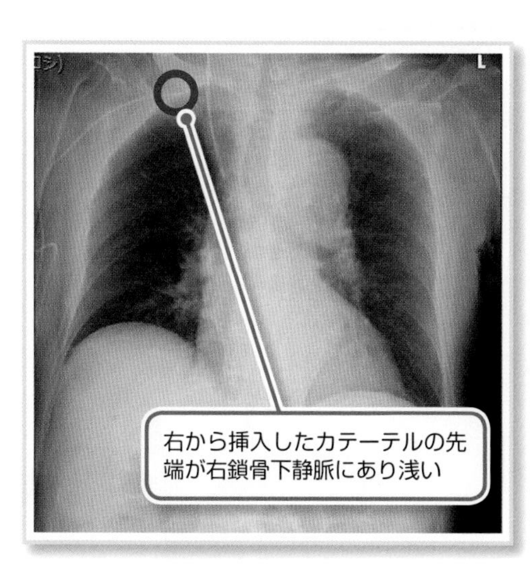

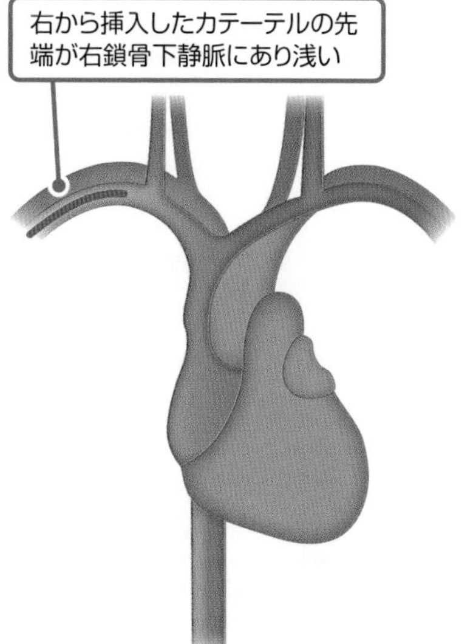

a 留置位置が浅い

b 先端位置が浅い（シェーマ）

図4-14 カテーテル先端位置異常

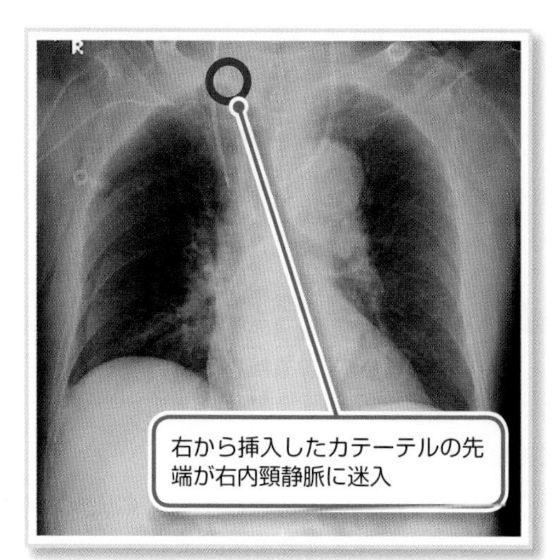

カテーテルの先端が
右内頸静脈へ迷入

a 右内頸静脈への迷入

b 右内頸静脈への迷入（シェーマ）

図4-15 カテーテル先端の迷入

表4-2　各静脈の血流速度

静脈	血流速度
上大動脈	2,000 mL/min
腕頭静脈	800 ～ 1,500 mL/min
鎖骨下静脈	350 ～ 800 mL/min
腋窩静脈	150 ～ 350 mL/min
前腕の静脈	20 ～ 40 mL/min

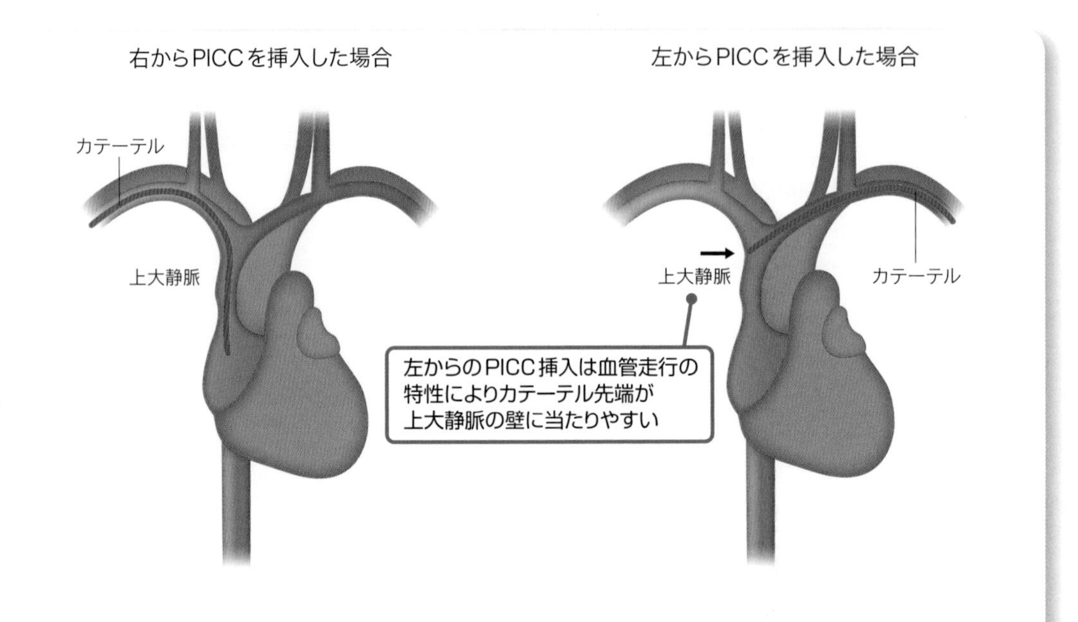

図4-16　右から挿入した場合と左から挿入した場合のカテーテル先端位置の比較(例)

2　PICCカテーテル留置後に伴う合併症と予防・対処方法

1) カテーテル関連血流感染症(CRBSI)

PICCはCICCと比べてカテーテル感染が少ないといわれています．PICCの挿入部である上腕は，CICCの挿入部である内頸静脈や鎖骨下静脈，大腿静脈と比べると，皮膚表面の温度や湿度が低く，体表部の常在細菌数が少ないためと考えられています．そのためPICCはCICCに比べ長期の留置が可能となりますが，CVCであることに変わりはありませんので挿入後はCRBSIを起こさないようCVCに準じた管理が大切となります．PICC挿入時はマキシマル・バリアプリコーションを行い，無菌操作で行うことが必須です．またカテーテルのルーメン数は少ないものを選択しましょう．薬剤投与時や輸液ライン接続操作などでも病原菌が侵入しますので，不要なラインはなくすことが原則です．ラインの操作は無菌操作で行い，シリンジや輸液ライン接続前には必ずアルコール綿などで擦式消毒を行います．またハブの管理は，流路を開放しない閉鎖式システムを使用することが望ましいです．どのようなカテーテルもそうですが，必要のない留置を避けるため，常に抜去可能かどうかを検討することが大切です．

CRBSIの感染経路としては，以下の４点が考えられます[16]（**図4-17**）．

①輸液製剤の汚染

②カテーテル接合部からの汚染

③刺入部からの菌の侵入

④他部位の感染創からの血行性拡散

まず①の輸液製剤の汚染は，輸液製剤をミキシングする際に細菌が混入することによって起こります．特に高カロリー輸液製剤への薬剤の混合は，可能な限り薬剤部で無菌環境下で行うようにしましょう．また病棟では薬剤の作り置きをしないようにすることも大切です．

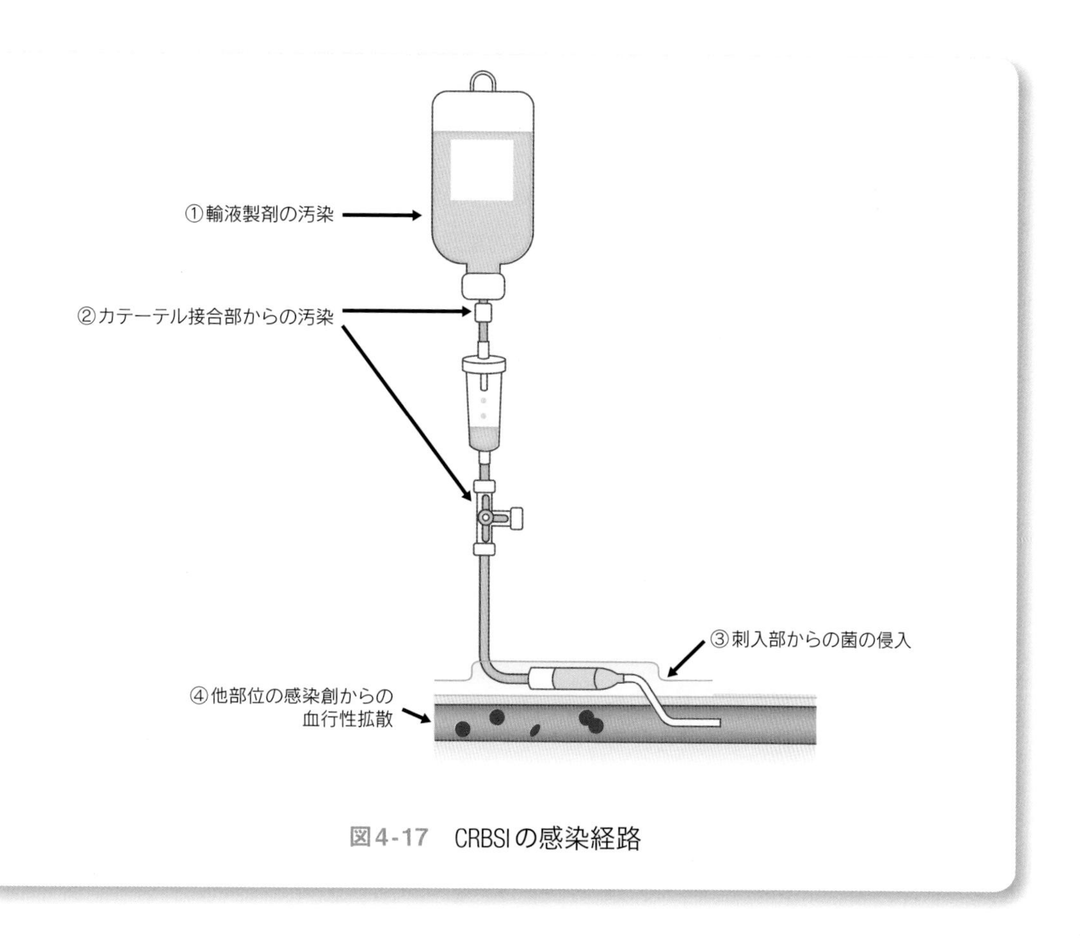

図4-17 CRBSIの感染経路

②のカテーテル接合部からの汚染に関しては，皮膚の常在菌の付着や操作による汚染があります．点滴操作時には速乾性手指消毒を行い，シリンジや輸液ライン接続前にはアルコール綿などでの擦式消毒を励行しましょう．また可能な限り閉鎖式輸液ラインの使用が推奨されます．

③刺入部からの菌の侵入は，消毒やドレッシングが不十分なことなどにより皮膚の細菌が刺入部から侵入することで起こります．ドレッシング材がはがれかけていたり汚染しているときには，適宜消毒を行い貼り替えるなどのケアが必要です．また最近ではクロルヘキシジンを含有した透明ゲルパッドとドレッシングが一体型となったドレッシング材も発売されており，感染ハイリスク患者など状態に合わせてドレッシング材を選ぶのもよいでしょう．またPICC挿入時には，刺入部近くの皮膚に感染徴候がないかなど確認してから挿入するようにしましょう．

④他部位の感染創からの血行性拡散に関しては，全身状態と合わせて治療介入することが必要となります．発熱や悪寒，血圧低下などCRBSIが疑われる場合には，速やかに血液培養のため別々の部位から2セット以上の採血を行います．またカテーテルを抜去する場合には，カテーテル先端の細菌培養も合わせて行います．

原因菌としては，黄色ブドウ球菌と表皮ブドウ球菌が多く，2大起因菌といわれています．培養結果が出るまでは広域の抗菌薬を投与し，原因菌が同定されたら感受性に合わせた抗菌薬に変更します．これらの治療を行っても菌血症や発熱が継続する場合には，感染性心内膜炎や骨髄炎，椎体炎などの重篤な合併症の可能性もありますので，感染症科など専門科へのコンサルトが必要となります．またカンジダが血液から検出された場合には，真菌性眼内炎を起こすことがあるため，眼科へのコンサルトが必要です．

上記に加えCRBSIとして，脂肪製剤使用時は微生物汚染を受けると細菌が繁殖し重篤な感染症を引き起こす可能性があるため，輸液開始後12時間以内に輸液ルートを交換するようにしましょう．また感染予防の観点からPICCの固定方法については，専用の無縫合固定具を用いた固定方法が推奨されます（**図4-18**）．無縫合固定具のほうが縫合固定と比較してCRBSIのリスクや，皮膚トラブルが予防できるといわれています．なぜなら，皮膚の縫合は皮膚障害による細菌増殖や異物反応による発赤や炎症と，縫合糸自体が感染源となる可能性が指摘されているからです．CDCガイドラインでも血管内留置カテーテルに伴う感染リスクを軽減するために，無縫合固定具を使用することが推奨されています（カテゴリーⅡ）[7]．また，感染予防の視点だけでなく，医療従事者の針刺し事故や縫合にかかる手技時間の短縮

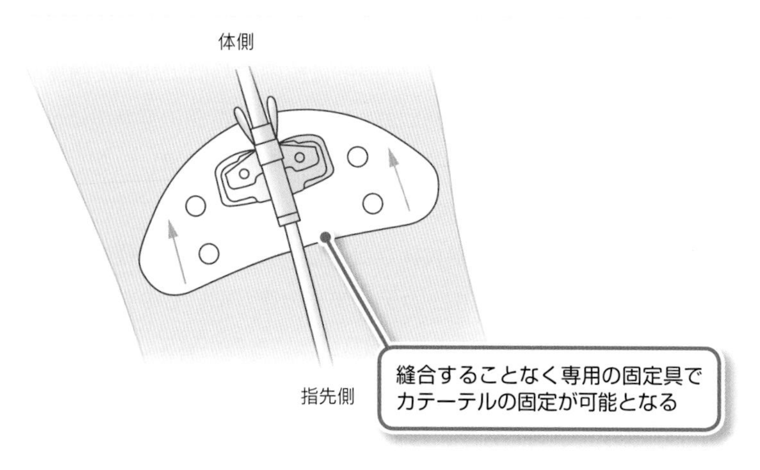

図4-18　無縫合固定具による固定

という観点からも，無縫合固定具による固定は推奨されます．しかしながら，せん妄や体動が激しく事故抜去が気になるときには，縫合固定が必要な場合もあると思いますので，患者の状態を判断して固定方法を選択するのがよいでしょう．また，皮膚が脆弱で無縫合固定具やドレッシング材の貼付が困難な場合にも縫合固定が必要となります．

2）カテーテル関連血栓症

PICCはCICCに比べて重篤な合併症が少ないといわれていますが，血栓症に関してはCICCより頻度が高い合併症です．血栓の形成には，カテーテル挿入により起こる血管内皮細胞の傷害や，カテーテルが挿入されたことによって生じる静脈還流の阻害による血流障害，また脱水など血液成分の変化などの要素が関与します．PICCを挿入する静脈は，CICC挿入時の血管と比べると径が細く，カテーテル周囲の血栓やカテーテル内に付着した血餅と壁在血栓が癒合することで血栓が発生しやすくなります．血栓が発生しただけでは重篤な臨床症状を呈することは少ないですが，血栓による急な閉塞は閉塞部から末梢の腫脹や疼痛，肺血栓塞栓症を起こす可能性があります．特にがん患者においては，静脈血栓の頻度が高いといわれており注意が必要です．また肺血栓塞栓症に関しては，下肢に比べ上肢の静脈血栓により発生する頻度は比較的低いといわれています．

これらの血栓症のリスクを軽減するためには，カテーテルのサイズや挿入する血管を選択することが重要となります．PICCは40cm前後の長さのカテーテルを静脈の中に長期間留置するため，血栓形成を避けることは困難と考えられます．ただし，カテーテル周囲の血流が低下することを避けられれば血栓の発生頻度は低下できるため，血管径の太い静脈からアプローチすることが重要です．一般的に橈側皮静脈よりも尺側皮静脈が血管径は太く，また尺側皮静脈においてもより中枢側の穿刺のほうが有利となります．そのため，エコーガイド下で静脈径を確認し，適した血管を選択し穿刺することが推奨されます．

また欧州臨床栄養代謝学会では，カテーテルの径は血管径の1/3の太さ以下を推奨しており，カテーテルの径が細いものを選択すること，カテーテルのルーメン数はできる限り少ないものが望ましいと考えられます．

3) カテーテルの閉塞

カテーテルの閉塞には次の原因が考えられます．

①機械的閉塞

肘を曲げることでカテーテルが屈曲し閉塞したり，縫合固定している場合は縫合糸の締め付けなどで機械的閉塞が発生します．これらを回避するには，PICCが肘にかからないように場所を選んで挿入したり，肘にカテーテルがかからないような固定をしましょう．また縫合時には血液が逆流できるかを確認することで縫合糸の締め付けによる機械的閉塞は避けられます[9]．

②化学的閉塞

PICCはカテーテルの先端が中心静脈に位置しているため，浸透圧やpHに関係なく投与することが可能となりますが，低pHの薬剤は結晶を作りやすい傾向があるため化学的閉塞の起因となることがあります．そのため投与している輸液の内容に注意が必要です[17]（**表4-3**）．

③血栓

カテーテル留置で発生する血栓の原因には，フィブリン鞘の形成，カテーテル内の血栓形成，壁在血栓形成，静脈血栓があります．これらを予防するには，前述のように血管径やカテーテルの選択が重要となりますが，カテーテル内の血液逆流防止も合わせて必要となります．逆流防止機構のついたコネクタの使用なども有用です．

4) 静脈炎

挿入したPICCに沿って痛みを訴える場合には，静脈炎を合併している可能性があります（**図4-19**）．前腕や肘正中皮静脈などの可動域からのカテーテル挿入を避け，また血管径の1/3を超えないカテーテルサイズを選択することや，皮膚との固定をしっかりとすることで機械的静脈炎を予防することができます．静脈炎がみられる場合には，温湿布で血行を良くするよう促してみたり，腕を上げる，軽く腕を動かす程度の運動も効果的です．また鎮痛剤を使用することで改善がみられることもあります．それでも改善がみられず，静脈炎スケールのグレード3に進行するか，痛みや不快感

表4-3 配合変化を起こしやすい薬剤

酸性度の高い薬剤

一般名	商品名	pH値
アドレナリン	ボスミン	2.3～5.0
バンコマイシン塩酸塩	塩酸バンコマイシン	2.5～4.5
メトクロプラミド	プリンペラン	2.5～4.5
モルヒネ塩酸塩水和物	モルヒネ塩酸塩	2.5～5.0
ニトログリセリン	ミリスロール	3.5～6.0
パズフロキサシンメシル酸塩	パズクロス	3.2～3.7
シプロフロキサシン	シプロキサン	3.9～4.5
ニカルジピン塩酸塩	ペルジピン	3.0～4.5

アルカリ性度の高い薬剤

一般名	商品名	pH値
フェニトイン	アレビアチン	12
アシクロビル	ゾビラックス	10.7～11.7
カンレノ酸カリウム	ソルダクトン	9～10
アミノフィリン水和物	ネオフィリン	8～10
フロセミド	ラシックス	8.6～9.6
炭酸水素ナトリウム	メイロン	8.6
オメプラゾール	オメプラゾール	9.5～11.0

配合変化を回避するには，本体の点滴を止め，側管投与の前後に生理的食塩水などでフラッシュする方法がある．また持続投与が必要な場合には，個別投与ができるよう別のラインからの投与の検討も必要である．

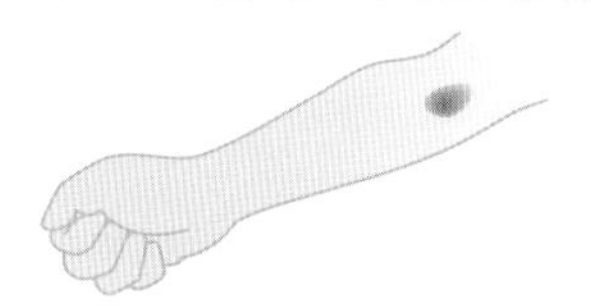

グレード1

発赤がある

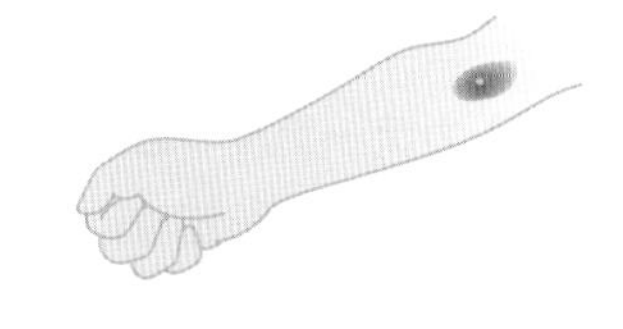

グレード2

発赤，腫脹もしくはその両方を伴う疼痛がある

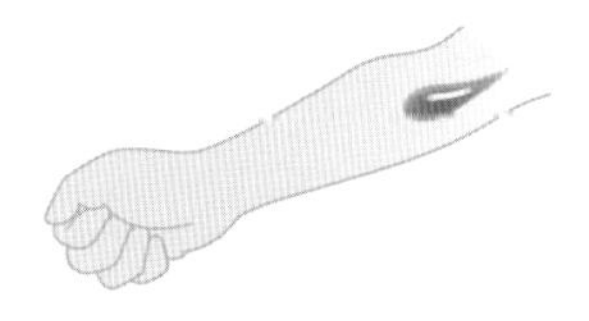

グレード3

発赤・疼痛がある，赤い索条，
索条硬結が触知できる

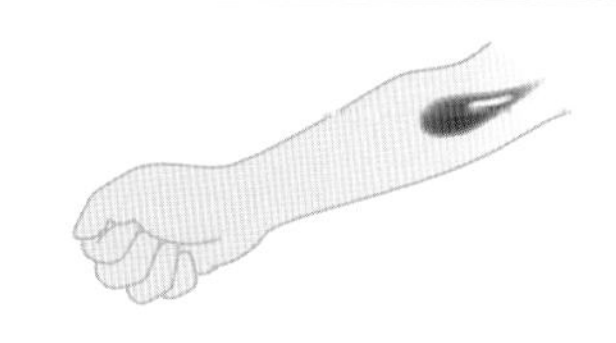

グレード4

発赤・疼痛がある，赤い索条，
索条硬結（2.5cm以上）が触知できる，排膿している

図4-19 静脈炎スケール

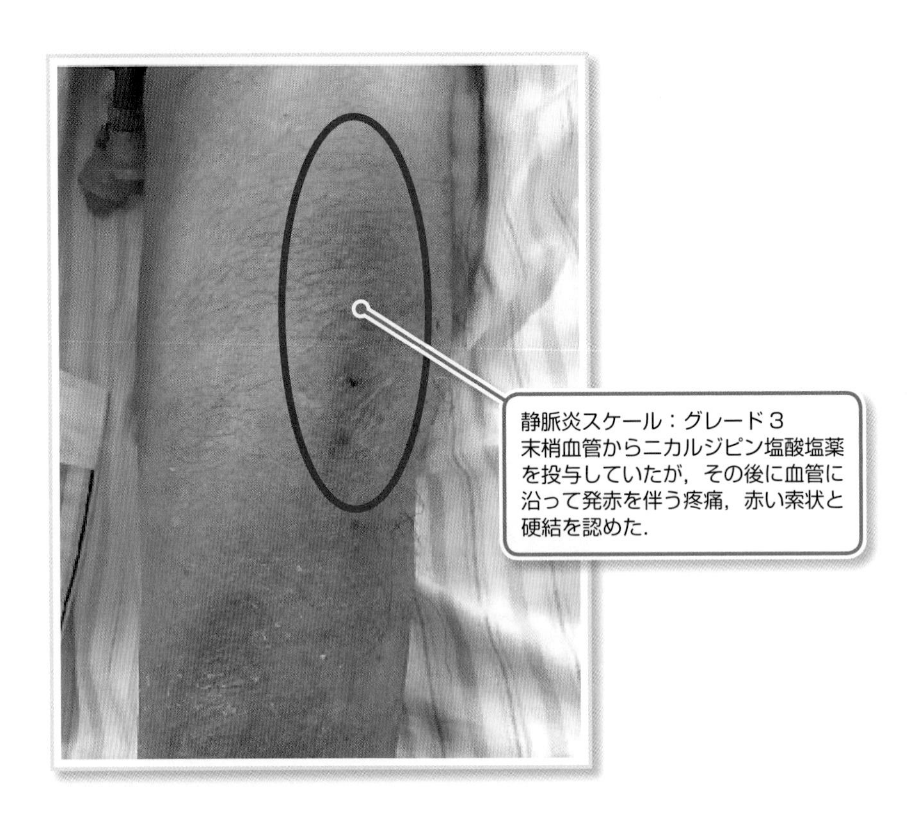

図4-20　静脈炎の例

が増した場合にはカテーテルの抜去を考慮します．また刺入部に熱感や滲出液がみられる場合には，カテーテル感染の可能性があるため抜去が必要となります[18]（図4-20）．

5）カテーテルの遺残

長期間の留置になると，機械的圧迫などによりカテーテルが破損することがまれにあります．定期的に胸部X線写真を撮ることも必要です．また，カテーテルを自己（事故）抜去したときに，カテーテルが切断され遺残カテーテルが静脈内に迷入することがあります．カテーテルを自己（事故）抜去した際には，必ず先端を確認し破損や破断などないか先端部を確認しましょう．

以上のようにPICCに関する合併症について解説しましたが，より安全で末梢静脈から中心静脈へアクセスできるPICCは今後ますます普及すると考えられます．しかしながら，PICCはCICCに置き換わるものではありません．例えば，治療のため複数のルート確保や急速薬剤投与，高濃度血管作動薬の持続投与などが必要であればPICCでは対応困難な場合もあるため，患者の病態によってはCICCが望ましい場合もあります．常にリスクとベネフィットを適切に判断して選択することが必要です．

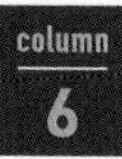

PICCの海外での実績

海外での歴史は古く，1929年にForssmannが自身の左腕から尿管カテーテルを挿入し右心房に留置を報告，その後1975年にHoshalによってPICCを使った中心静脈栄養に成功したことに始まります．しかし滴下不良などのトラブルを認めたため，いったんPICCは減衰，近年CVCによる医療事故の多発により，PICC挿入が見直され急速に増加しています．

現在，PICCの挿入は，米国の多くの施設で輸液認定専門看護師や血管アクセス専門看護師が施行しています．またその後の管理については，各施設でPICCチームが多職種にて結成され，PICCの適応や挿入後の管理，抜去の時期まで一連の流れとして関与しています．チームが一連で管理することで，合併症が減少し，特にカテーテル感染リスクの軽減や，経営面でも病院のコストが軽減しているとの報告があります．

今後，日本でも同様なチームが結成されることでより安全で安心な中心静脈栄養法として確立されていくことを強く望みます．

参考文献

1) Sakai T, Kohda Y, Hiraoka Y, et al.：A role for peripherally inserted central venous catheters in the prevention of catheter-related blood stream infections in patients with hematological malignancies. Int Hematol, 100 (6)：592-598, 2014.

2) Institute for Healthcare Improvement：How-to Guide：Prevent Central Line-Associated Bloodstream Infections (CLABSI). 2012. http://www.chpso.org/sites/main/files/fileattachments/ihi_howtopreventcentrallineassociatedbloodstreaminfections.pdf

3) Pronovost P, Needham D, Berenholtz S, et al.：An intervention to decrease catheter-related bloodstream infections in the ICU. N Engl J Med, 355 (26)：2725-2732, 2006.

4) Mermel LA, McCormick RD, Springman SR, et al.：The pathogenesis and epidemiology of catheter-related infection with pulmonary artery Swan-Ganz catheters: a prospective study utilizing molecular subtyping. Am J Med, 91 (3B)：197S-205S, 1991.

5) Raad, II, Hohn DC, Gilbreath BJ, et al.：Prevention of central venous catheter-related Infections by using maximal sterile barrier precautions during insertion. Infect Control Hosp Epidemiol, 15 (4 Pt 1)：231-238, 1994.

6) Chaiyakunapruk N, Veenstra DL, Lipsky BA, et al.：Chlorhexidine compared with povidone-iodine solution for vascular catheter-site care: a meta-analysis. Ann Intern Med, 136 (11)：792-801, 2002.

7) O'Grady NP, Alexander M, Burns LA, et al.："Guidelines for the Prevention of Intravascular Catheter-Related Infections, 2011. https://www.cdc.gov/hai/pdfs/guidelines/bsi-guidelines-2011.pdf

8) 井上善文，井上博行，須見遼子：ニードルレスコネクターおよびI-system®における微生物侵入の可能性に関する実験的検討．日本静脈経腸栄養学会雑誌，30 (3)：798-803, 2015.

9) 中心静脈穿刺合併症に係る死亡の分析―第1報―．医療事故調査・支援センター，日本医療安全調査機構，2017.

10) 中馬理一郎，鈴木利保編：LisAコレクション 中心静脈・動脈穿刺．p. 82-85，メディカル・サイエンス・インターナショナル，2011.

11) とことん解説！中心静脈カテーテル法マスターコース：https://echo-cvc. com (最終閲覧日2021年6月14日)

12) 名古屋大学医学部附属病院医療安全管理室，名古屋大学大学院医学系研究科麻酔・蘇生医学講座監修：名古屋大学医学部附属病院　中心静脈カテーテル挿入マニュアル　改訂第二版．https://www.jmdp.or.jp/documents/file/04_medical/f-up03d.pdf.（最終閲覧日2021年6月14日）

13) 加藤征監：Qシリーズ新解剖学 第6版. p.102-104, 日本医事新報社, 2011.
14) 日本医療機能評価機構医療事故防止事業部：中心静脈カテーテルのガイドワイヤの残存. 医療事故情報収集等事業医療安全情報. No. 164, 2020.
15) 必ずうまくいく！PICC 末梢挿入型中心静脈カテーテルの挿入テクニックから管理まで. 德嶺譲芳監・金井理一郎編, p. 87-105, 羊土社, 2017.
16) 診察と手技がみえる. vol. 2, 岡庭豊編, p. 8-85, メディックメディア, 2010.
17) 西條文人, 武藤満完監：末梢挿入式中心静脈カテーテル（PICC）管理マニュアル. 日本コヴィディエン株式会社, 2003.
18) 株式会社メディコン：PICCケアマニュアルグローション®カテーテルNXT. https://medisuke.jp/sites/default/files/infusion/inline/pdf/2020-07/infusion_support_groshong-picc-care-manual.pdf（最終閲覧日2021年6月14日）

5 こんなときどうする？ トラブルシューティング事例

case 1

静脈穿刺に失敗した場合，困難な場合

通常の末梢静脈ライン確保と同じで，一度穿刺した血管の血管壁は破壊され，周囲の組織に血液が浸潤しています．また血栓形成のリスクにもなります．すぐに同じ部位に穿刺をすることや，血管穿刺をした部位よりも末梢側からカテーテルを挿入することは望ましくありません．同じ血管を選択するならば，失敗した部位よりも中枢側から穿刺をするようにしましょう．

エコーガイド下での静脈穿刺が基本となりますが，初心者は静脈穿刺が成功できずPICC留置ができないケースが当院でも非常に多いです．難しい理由は，目視できる皮膚表層の静脈を穿刺するのではなく，エコーガイド下で目視はできないのに浅い皮下静脈を穿刺しなければならないからです．皮下静脈は表層の静脈に比べて血管径が細く，脂肪の中にあり，血管壁が薄く内圧が低いという解剖学的特徴があります．また浅い皮下静脈をエコーガイド下で穿刺するのは，エコーで針先をモニタ画面に写し出すのが難しくなります．目視でルート確保をするのが得意でも，中枢挿入式中心静脈カテーテル(CICC)を留置している医師も，PICC留置のためのトレーニングが必要だと考えます(**図5-1**)．

複数回の穿刺は患者の負担になります．また次の穿刺への難度も上がります．穿刺が困難な場合は，施行者を交代するのも賢明な選択です．また

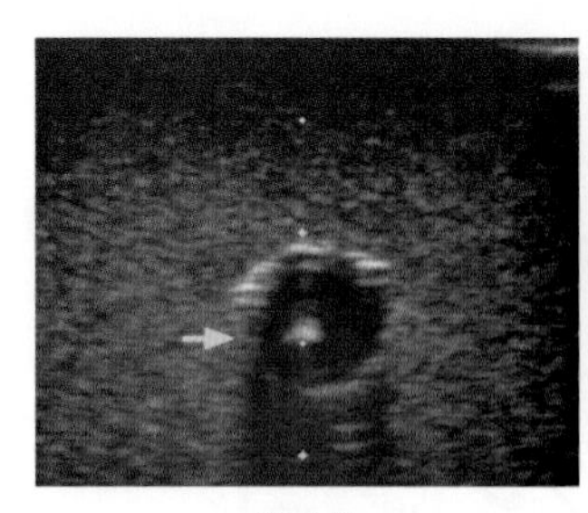

単軸像

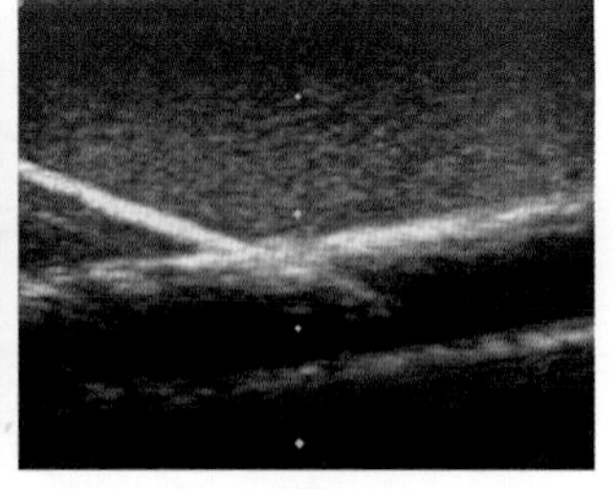

長軸像

図5-1　エコーによる血管および穿刺針の見え方

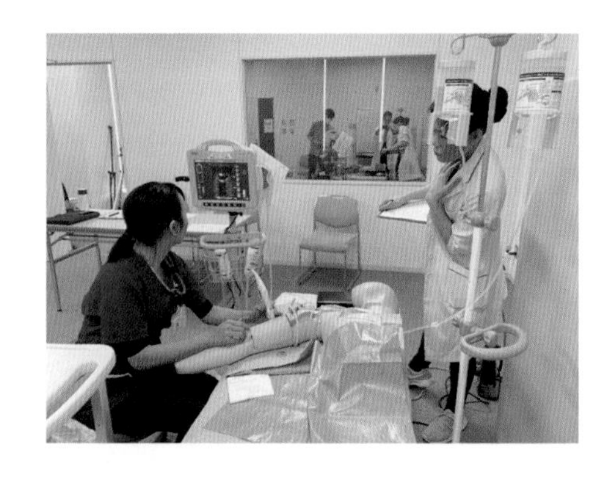

図5-2　シミュレーショントレーニング

エコーガイド下の静脈穿刺の技術を習得するためのトレーニングとして，シミュレーターを用いたトレーニングや，通常の末梢ライン確保をエコーガイド下で行うトレーニングを当院では行っています(**図5-2**).

> 挿入を避けたほうがよい血管についてのまとめ

①PICCの挿入部位は，成人では上腕尺側皮静脈を第一選択とし，次に上腕静脈，上腕橈側皮静脈となります．上腕静脈は，近くに上腕動脈，正中神経がある場合が多く，橈側皮静脈は上腕の中枢側で途切れることや，細くなる場合があります．また前胸部付近で腋窩静脈と急な角度で合流するため，PICCが血管壁に当たって挿入困難になることがあります(**図5-3**).

②動脈と併走する，動脈の下に潜り込むような静脈，下に動脈が走行している静脈はできるだけ避けたほうがよいです．エコーで血管の走行を確認しましょう(**図5-4**).

③穿刺予定部位から5cmくらいは比較的まっすぐな静脈を選びましょう．屈曲や深く潜り込む血管は，穿刺失敗や，ダイレータによる血管損傷,

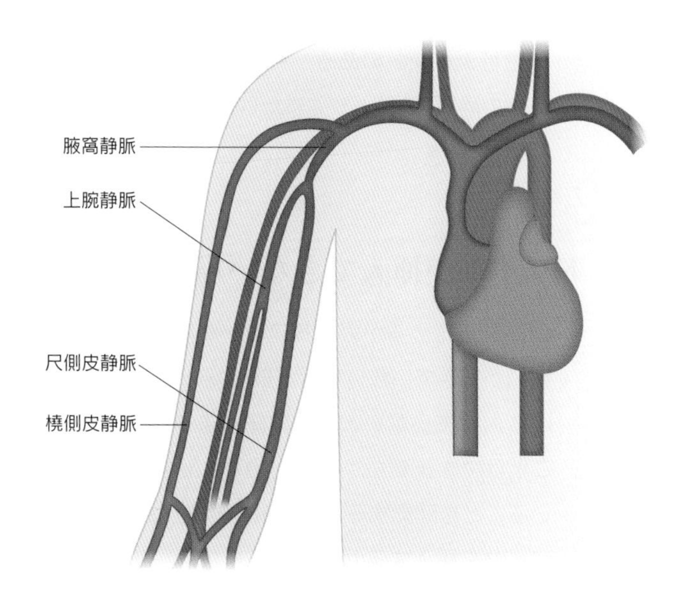

図5-3 PICC挿入の標的静脈

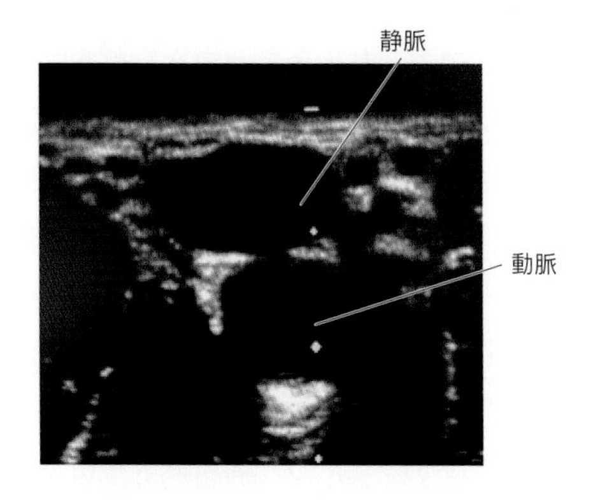

図5-4 血管の走行（エコー画像）

静脈を貫通して動脈穿刺することや，シャントを作るリスクがある．

ガイドワイヤやカテーテルが挿入困難になる場合があります．

④挿入部位を選択する際は，触診で疼痛が認められる領域，および障害がある静脈（皮下出血，浸潤，静脈炎，硬結）を避けましょう．

⑤他に静脈での留置は避ける場合[1]

- 腋窩リンパ節郭清を伴う乳房手術を受けた側
- リンパ浮腫がみられる側

- 麻痺のある上肢
- 透析シャントのある，もしくは透析シャントを造設予定の前腕および上腕の静脈（ステージ4または5の慢性腎疾患を有する患者）

case 2

ガイドワイヤが挿入できない場合

逆血を認めるがガイドワイヤが挿入できない原因としては，確実に静脈穿刺ができていない場合が最も多いです．図5-5のように針の先端しか血管内に入っていないと逆血は認めますが，ガイドワイヤを血管内に挿入することはできません．逆血を頼りにせず，エコー画像で血管内に穿刺されていることを確認することが重要です．血管を貫通して針を戻しながらガイドワイヤを挿入するセルジンガー法は，表面上は止血されていますが，深部で出血し続けていることや，血栓形成のリスクが高まるので推奨しません．

サーフロ型の静脈留置針を使用する場合も同じく，図5-5のように内筒は穿刺されているが，外筒が血管内に挿入されていない場合，内筒を抜いてもガイドワイヤは挿入できません．PICCを留置する場合，深部静脈に穿刺するので，刺入角度が表在静脈穿刺の場合よりも鈍角になります．この角度のまま内筒を血管内に挿入すると，外筒が血管を貫くリスクが高まるので，角度を鋭角にして内筒を血管内に挿入する必要があります．長針を用いて最初から鋭角で挿入する方法もありますが，刺入距離が長くなるので，エコーガイド下穿刺の手技は難しくなります．金属針も同じですが，長針には誤穿刺防止機能が付いていない可能性があるので，使用する際は十分に注意しましょう．また局所麻酔を用いて患者の負担を軽減することも重要です．ただし，局所麻酔を使うとエコーでの表出が難しくなる場合もありますので，患者状態に応じて検討をしましょう．

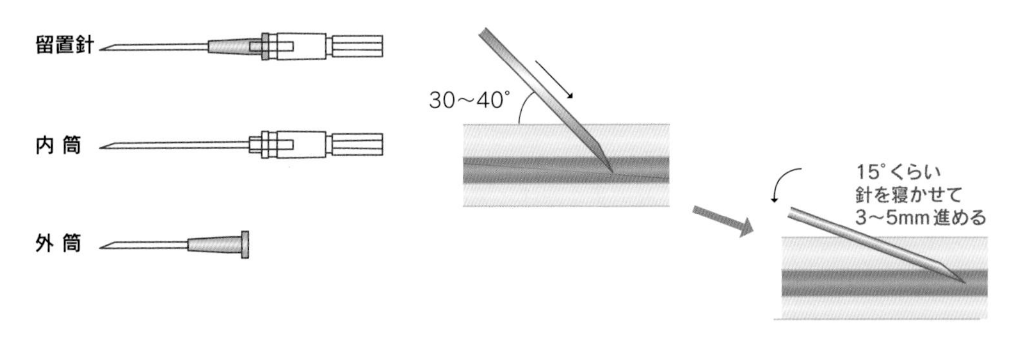

図5-5　血管挿入の角度

case 3

ガイドワイヤを進めることができない

血管内にガイドワイヤを挿入できたが「抵抗があってガイドワイヤが進めることができない」というケースにもよく遭遇します．末梢静脈から挿入し，挿入長が長いPICCの悩みでもあります．原因は複数考えられます．

①中枢で血管の狭窄部位がある
②血管が屈曲し血管壁に当たっている
③血管が細く分岐している
④血管が途中で途切れている（毛細血管に移行）
⑤細い血管に迷入している

細かい理由ですが，どれもガイドワイヤが進まない原因になります．無理にガイドワイヤを押し進めると血管穿孔や，狭窄の原因が血栓の場合は遊離させて肺塞栓を引き起こす危険性があるのでやめましょう．原因の①～④に関しては，細いガイドワイヤが進まない血管に，太いカテーテルを進めるのは不可能です．腕を変えるか，アプローチする血管を変える必要があります．ただし，①の場合はアプローチする血管を変えても無理な場合が多いです．⑤が考えられる場合は，一度ガイドワイヤを刺入部付近まで引き抜きもう一度挿入すると進むことがあります．無理にガイドワイヤを押し進めず数回繰り返してみるのはよいと思います．ベッドサイドでの非X線透視下で挿入している場合には，X線透視下で血管の走行を確認しながら再度試みるのはよいかもしれません．

case 4

カテーテルを進めることができない

ガイドワイヤを進めることはでさたが，カテーテルを進めることができないケースもあります．進めることができない原因はcase 3と同じです．単純にカテーテルのほうが太くて進めることができない場合もありますが，ガイドワイヤに比べてカテーテルは軟らかい（腰がない）ので進めるのが難しい場合もあります．またマルチルーメンになるほど，カテーテル径が太くなるという基本知識ももっておきましょう．

カテーテルを進めるコツとしては，①カテーテル表面を生理的食塩水で十分に濡らし潤滑させる，②血流に沿ってゆっくり挿入することです．ガイドワイヤと同じく無理に押し進めることは危険ですのでやめましょう．

目的の挿入位置までカテーテル先端が進んでいないが，中心静脈カテーテル（CVC）ではなく，ミッドラインカテーテルで使用するという選択肢もあります．CVCで使用する輸液，薬剤はもちろん使用できませんが，中枢側で血管狭窄など何らかの原因でカテーテルが進まない状況があるのは事実です．ミッドラインカテーテルとして使用する際は慎重な判断と，使用後に合併症が生じないかの経過観察を忘れずに行いましょう．

case 5

ダイレータを穿刺して抜去する場合

ダイレータ（シース付きイントロデューサを含む〔p.58，**図3-30**参照〕）は，カテーテルを血管に挿入するために血管の刺入径を拡張するために使います．つまり静脈穿刺針で刺した孔よりもかなり拡張していることになりますので，ダイレータを穿刺した後に中止する場合（カテーテルが進まなかったなど）は，十分に止血をする必要があります．

またダイレータはある程度の硬さがありますので，刺入角度や挿入時の勢いが強ければ血管損傷や，後壁を穿通する可能性などもあります．しかしダイレータは血管を拡張するのに使うため，ある程度の力を入れて挿入しないといけません．シミュレーショントレーニングを積み，患者に実施する際は十分に注意してゆっくりとダイレータを挿入しましょう．

case 6

介助者が不在のまま単独でPICC挿入を行う

日本VADコンソーシアム「輸液カテーテル管理の実践基準」[1)]では以下のことが書かれています．

“中心静脈アクセスデバイス（PICC，CVC，CVポート，トンネル型CVC）を挿入する際は，原則として手技者単独での挿入は避け，介助者を付ける．また，介助者は手技が規定の手順を遵守しているか確認する．”

PICCを挿入するのには30分～1時間を要し，手技者は清潔でなくてはなりません．清潔野の確保や，急変時を含めた患者対応を考えると単独でPICC挿入を行うのは危険です．時間を調整し，介助者を付けてPICC挿入を行いましょう．

case 7

カテーテル迷入

ベッドサイドや処置室でPICCを挿入した場合，カテーテルの位置確認は挿入後のX線撮影になります．カテーテルが迷入した場合もそのときにわかるので，すでに清潔野を解除している場合がほとんどです．複数のカテーテル位置の異常があると思いますので紹介します．

1）カテーテル先端位置が深い場合

胸部X線写真にてカテーテルをどのくらいの長さを引き抜けばよいかを確認し，カテーテルを引き抜きましょう．その後，再度カテーテル刺入部と周囲を消毒し，ドレッシング材にて保護します．

2）カテーテル先端位置が浅い場合

清潔野を解除したら刺入部から体外に出ているカテーテル部分は不潔です．カテーテルを深く進めるのはやめましょう．

カテーテル先端位置が浅く中心静脈に留置されていない場合は，中心静脈カテーテルを目的とした使用ができません．しかし，静脈ラインの確保を目的としたミッドラインカテーテルとしては使用できます．その際，静脈ラインとして使用できるかの指標として①逆血がきちんと引ける，②輸液がきちんと流れるか，があります．2つの指標が満たされていない場合，カテーテル先端がごく細い血管に留置されているなどが考えられます．血管炎や血管損傷を合併する可能性がありますので，①，②の指標が満たされる位置までカテーテルを引き抜き使用するようにしましょう．

3）カテーテルが上大静脈以外の血管に迷入した場合

対応は**2)**と同様です．内頸静脈など頸部へ迷入した場合は，輸液の流れが血流と逆になりますので[2)]，①，②の指標を満たすよい位置までカテーテルを引き抜くことでミッドラインカテーテルとしては使用できます．

case 8

逆血が来ない

case 7でも説明したPICC留置後にカテーテルから逆血が引けない場合，ごく細い血管にカテーテルが留置されている以外に，カテーテル先端が血管壁に当たっている，カテーテルが屈曲しているなどが考えられます．中心静脈のように太くて血流の多い血管にカテーテル先端が正しく留置されていれば，逆血がないということは起こらないと思います．逆血がないのは，正しく留置されていない指標になります．

case 9

動脈を誤穿刺してしまった

動脈を誤穿刺した場合，穿刺針を抜くと同時に圧迫止血を開始し，完全に止血するまで圧迫します．止血時間は患者の状態（基礎疾患，内服薬）によって異なります．PICC挿入の施行前に患者の状態や，止血しにくい疾患を有していないか，抗血小板薬や抗凝固薬などの内服をしていないかを把握しておく必要があります．止血後は皮下血腫の形成がないか，末梢循環の異常がないかを経時的に観察する必要があります．同一部位からのPICC挿入は避けたほうがよいでしょう．

case 10

拘縮していて挿入体位がとれない

基本的に拘縮している，麻痺がある上肢でのPICC留置は避けたほうがよいです．しかしどうしても留置しなくてはいけない場合が臨床ではあります．そのような場合の注意点として，PICCはエコーガイド下で清潔野を確保して留置しますので，挿入時の体位をきちんととることが重要になります（前項にも記載）．またPICC挿入には30分～1時間の時間を要します．

もう一つは血管の選定です．拘縮や麻痺が，血管径や，血管の走行に影響している場合があります．第一選択は上腕尺側皮静脈，次に上腕静脈，橈側皮静脈になります．この際，追える範囲までエコーで血管径を確認し，できたらCTでも血管の走行を確認し，留置前に医師やチームで十分に協議するなど，特に念入りに検討するようにしましょう．

再度になりますが，基本的に拘縮している，麻痺している上肢でのPICC留置は避けたほうがよいです．無理なく，安全な挿入を考えましょう．

case 11

PICC留置中に発熱した，CRBSIを疑う場合

用語の整理として，カテーテル関連血流感染症（CRBSI）と，中心静脈カテーテル関連血流感染症（CLABSI）があります．CRBSIは米国感染症学会（IDSA）に示されている臨床の診断基準として用いられています．CLABSIは全米医療安全ネットワーク（NHSN）に示されているサーベイランスを行う際の判定基準として用いられています．ここではCRBSIについて述べます．

PICC留置後の発熱の場合，CRBSIを含めて発熱の原因検索をするのですが，

発熱のみでカテーテルを抜去することは推奨されていません[2]．患者状態を統合的にアセスメントし，発熱の原因としてCRBSIを疑う場合には，培養結果と特定の種類の微生物の有無，患者の全身状態，使用可能な血管アクセス部位，抗菌薬の有効性を考慮した上で，PICCを抜去します[3]．抜去する際は，血液培養および抜去したカテーテルの培養検査を行いますが，血液培養は2セット以上を採取しましょう．そして，引き続き発熱(熱型)を経時的に観察していきましょう．

case 12

ドレッシング材の交換について

中心静脈アクセスデバイス(PICC，CVC，CVポート，トンネル型CVC)の挿入部位は，透明ドレッシング材を用いる場合は5～7日ごとに交換すること，ガーゼ型ドレッシング材を用いる場合は2日ごとに交換することが推奨されています[1]．穿刺部位のドレッシングは，定期交換以外でも，ゆるみ，湿潤，汚れがみられたら随時交換することも推奨されています(図5-6)．

またPICCは長期留置を見込んで使用することも多く，留置中にシャワー浴を行う場合もあります．そのような場合は，カテーテルおよび穿刺部位を直接水につけない透明ドレッシング材で被覆すれば，シャワー浴を行ってもよいとされています．おそらくシャワー浴後は発汗もしますので，ドレッシング材にはゆるみ，湿潤が生じると思います．CRBSIや事故抜去のリスクにもなりますので，シャワー浴後はドレッシングの状態を確認し，適切な処置をするようにしましょう[1]．

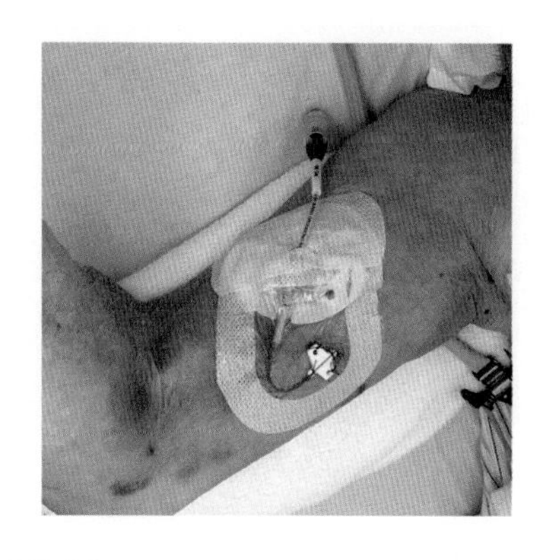

図5-6 ドレッシング材の固定追加

case 13

留置位置が変わる

PICC留置後にカテーテル先端位置が変わるという症例はいくつか報告されています．例えば留置直後はまっすぐ上大静脈に留置されていたPICCが，U字型に折れ曲がり先端が頭側を向いていたり，内頸静脈に迷入していたなどの症例をわれわれも経験しています（**図5-7**）．造影剤使用後に内頸静脈にカテーテルが迷入した症例もありましたが，そのような場合を除いてもはっきりと原因はわかっていません．

そのような場合は，中心静脈アクセスデバイスの留置位置中に先端部などに異常が確認され，位置の修正が困難な場合にはカテーテルを抜去することが推奨されています[2]．

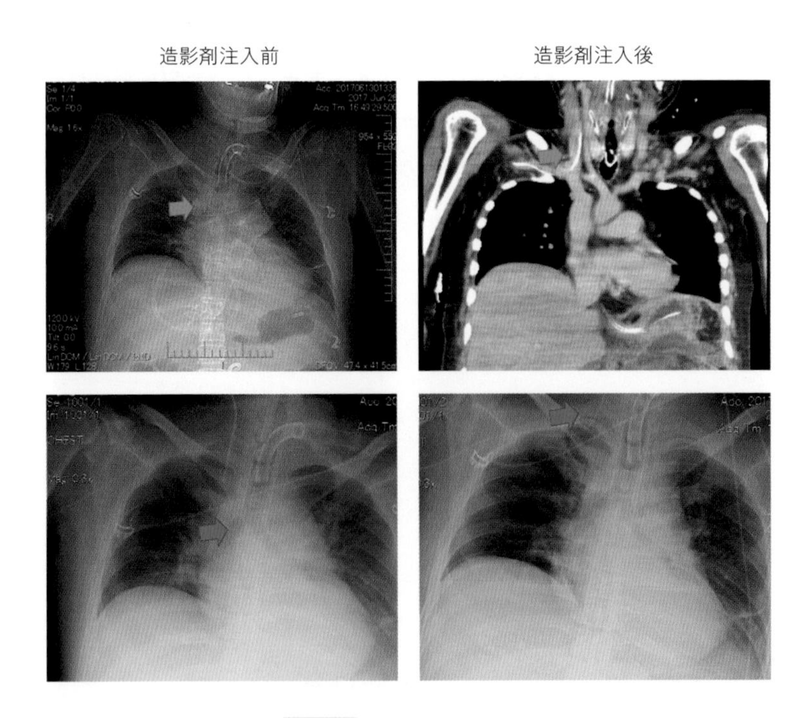

図5-7　留置後の異常

上：造影CT検査画像，下：胸部X線写真．
造影CT注入後にカテーテル先端が内頸静脈に迷入した．

case 14

PICCが抜けてきた，患者がPICCを自己抜去した

患者が自らカテーテルを抜いてしまったとき（自己抜去）も含め，何らかの理由でカテーテルが抜けたとき（すべてを含めて事故抜去），そのカテーテルを使うにあたり，安全に使えるかが重要になります．以下のことを確認する必要があります．

①留置開始時から比べて何cm抜けているのか
　抜けてきたことがわかるように留置長を記録に残し，周知しておきましょう．
②カテーテル刺入部は清潔か
　刺入部を再度消毒しドレッシング材を交換して使用が継続できればよいと思います．
③カテーテル先端位置はどこにあるか
　胸部X線写真を撮影し，留置時の位置と比べて今のカテーテル先端位置を確認します．カテーテルが抜けて高カロリー輸液を使用しているのに中心静脈に留置できていない，血管壁にカテーテル先端が当たっていそうであるなど，安全に使用できない可能性がある場合は直ちに抜去したほうがよいでしょう．

case 15

カテーテルを抜去している最中に抵抗を感じた場合

PICCに限らず血管デバイスを抜去している最中に抵抗を感じたら，無理に抜去するのは止めましょう[2)]．無理に引っ張ることで，血管損傷や血栓遊離，カテーテルの体内残存などの危険性があります．

危険性も踏まえて医師，チームで協議し，抜去手技の継続判断を行います．カテーテル先端位置とその状態を確認するために放射線検査（X線やCT）も検討が必要です．

case 16

カテーテル脇からの出血が止まらない

PICCに限らず血管デバイス留置中の患者にはあることです．患者の状態により止血しにくい疾患を有していないか，抗血小板薬や抗凝固薬などの内服をしていないかを把握する必要があります．対応としては圧迫止血が

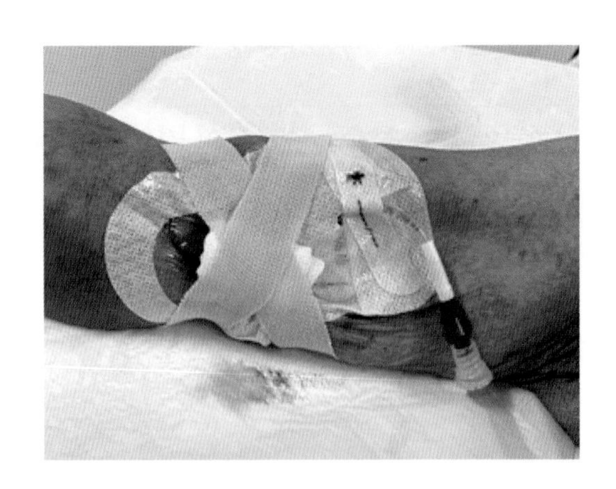

図5-8 圧迫止血

PICC刺入部を一時的に鑷子圧迫し止血を待つ.

第一です．輸液の流れ，循環，患者の疼痛，皮膚状態，日常生活動作を考慮しながら用手的あるいはテープなどにより圧迫し，経過観察をしましょう．

図5-8のように鑷子を当てて止血を待つことなど，ガーゼ保護で対応することはありますが，刺入部周囲が観察できないというデメリットもあります．鑷子圧迫やガーゼ保護の時間は最小限にし，必要に応じてガーゼを交換し，刺入部の経過観察を心がけましょう．

またカテーテル脇からの出血が止まっても，皮下出血を起こしている可能性もあります．止血できない場合は，患者の全身状態，カテーテル留置継続，入れ替え，デバイスの変更などを統合的に判断しましょう．

参考文献

1) 日本VADコンソーシアム編：輸液カテーテル管理の実践基準―輸液治療の穿刺部位・デバイス選択とカテーテル管理ガイドライン．南山堂，2016.

2) Infusion Nurses Society：Infusion Nursing Standards of Practice. 2011.

3) O'Grady NP, Alexander M, Burns LA, et al.：Guidelines for the Prevention of Intravascular Catheter-Related Infections, 2011. https://www.cdc.gov/infectioncontrol/pdf/guidelines/bsi-guidelines-H.pdf（最終閲覧2021年6月14日）

付録　最適位置の画像確認

図1のように中枢挿入式中心静脈カテーテル（CICC）とPICCが混在した画像はカテーテルの入れ替え時にみられます．PICCが挿入されているCT画像で確認すると**図2**のように撮像されます．見慣れない人もいると思いますが，まずは**図2～10**のスカウト画像*で，どの高さかを確認しながらCT画像（鎖骨下静脈～右房領域の5mmスライス画像）を見てください．

赤矢印（➡）でPICCを追っていきます．

青矢印（➡）でPICCに関係する解剖を示します．

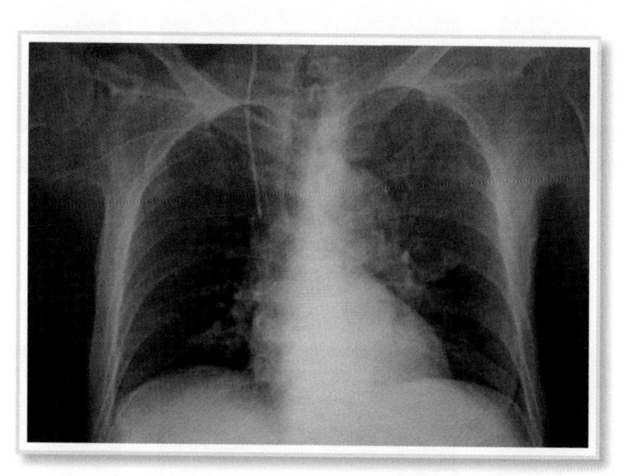

図1　CICCとPICCが混在した胸部X線写真

＊スカウト画像とはCTの断層画像における位置を確認するための画像です．

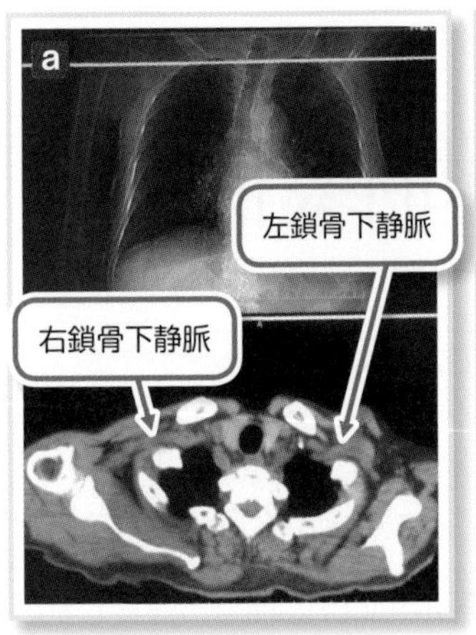

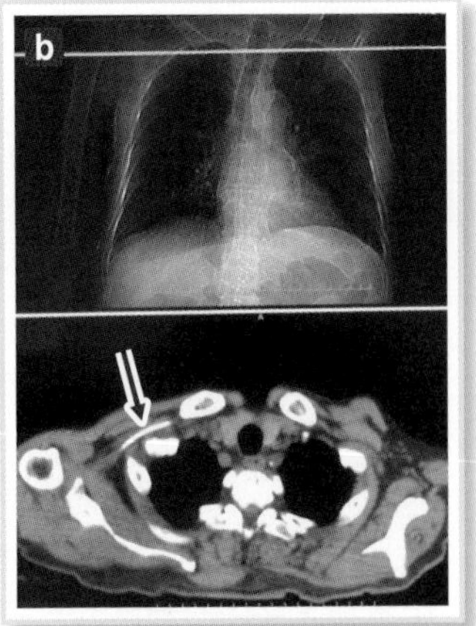

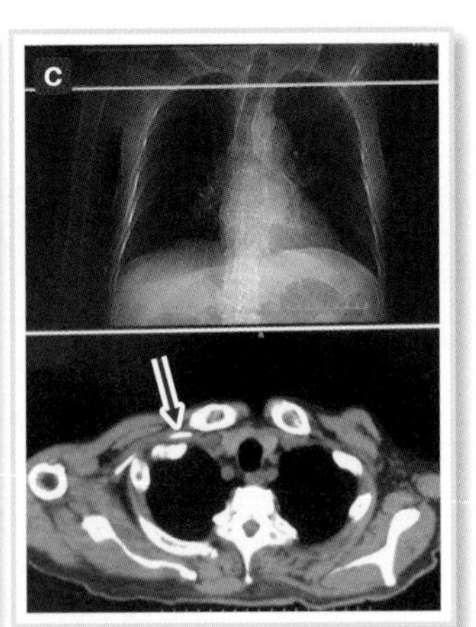

図2　鎖骨下静脈レベル

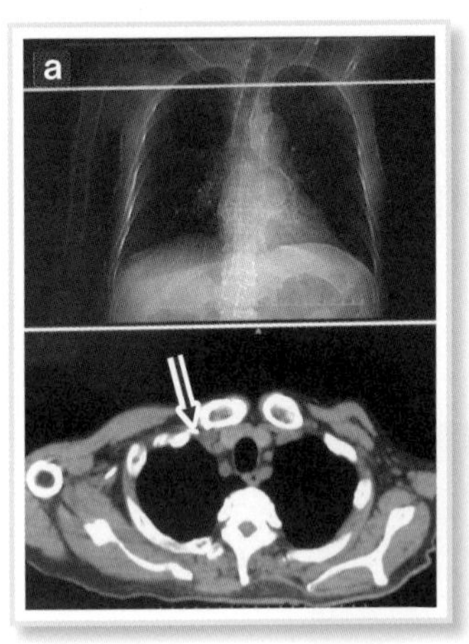

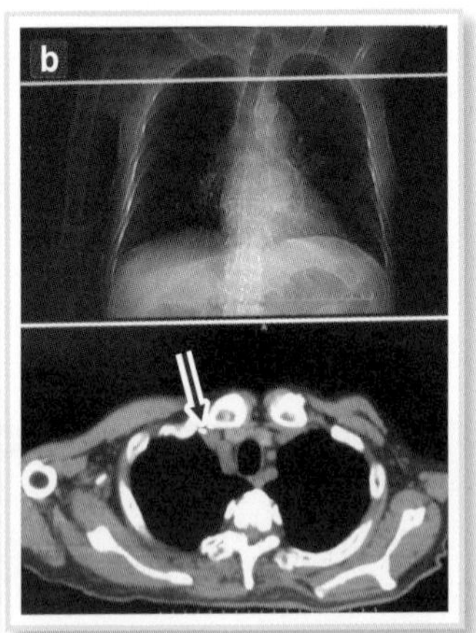

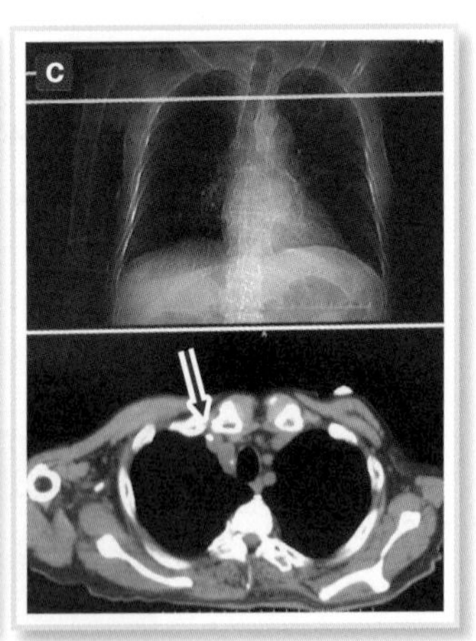

図3　右鎖骨下静脈から右腕頭静脈レベル

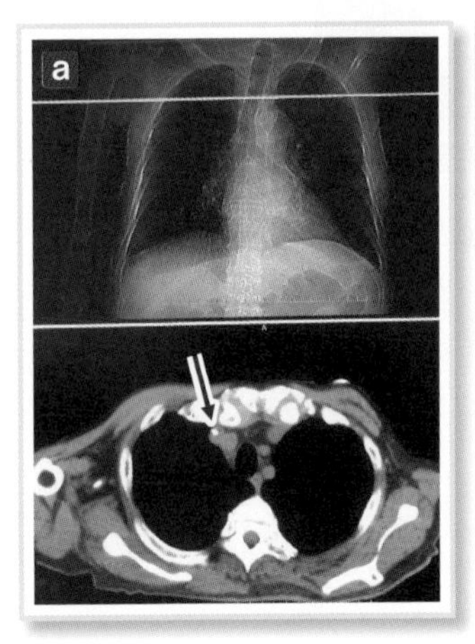

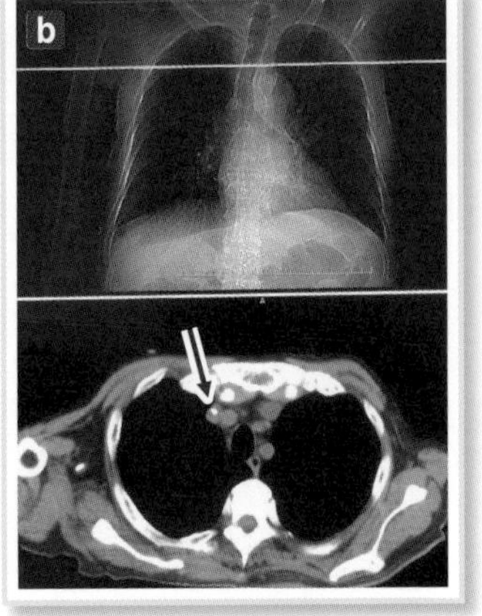

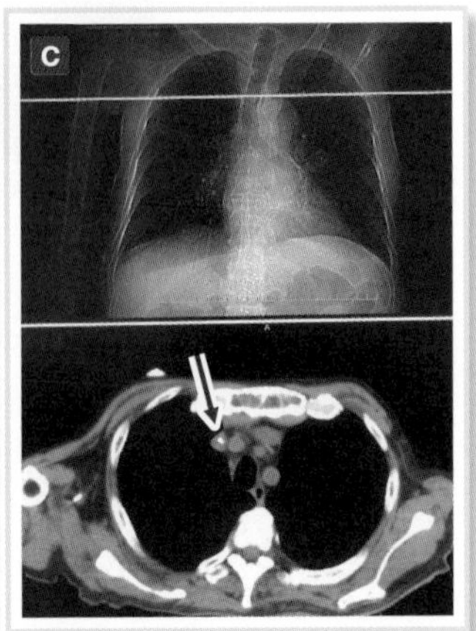

図4　右腕頭静脈レベル

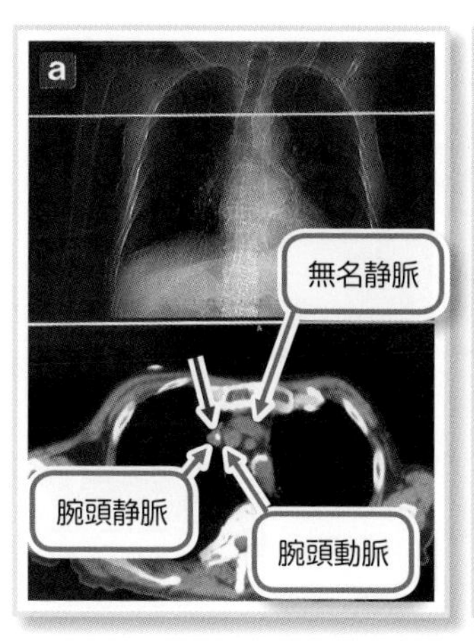

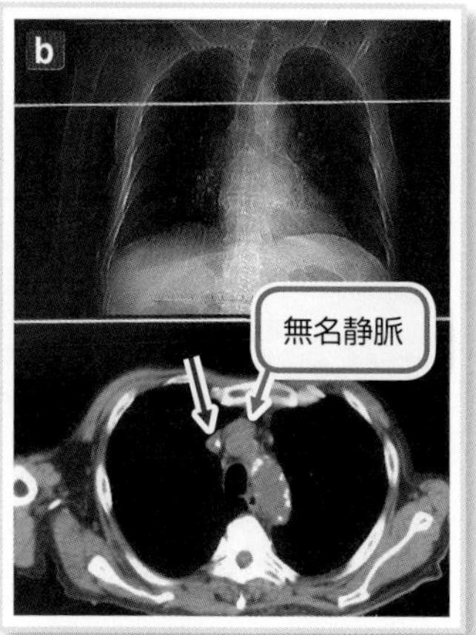

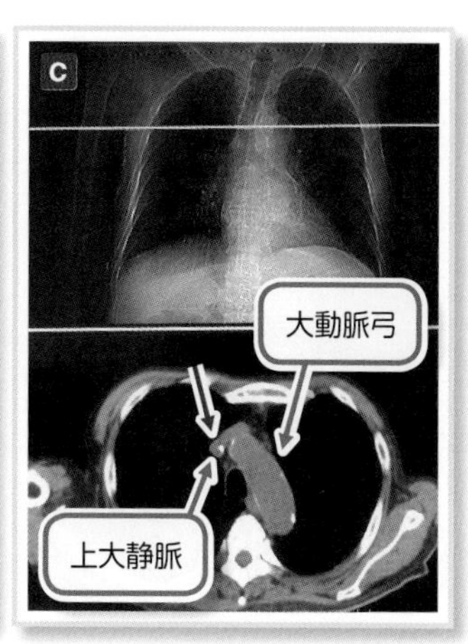

図5　無名静脈から上大静脈レベル

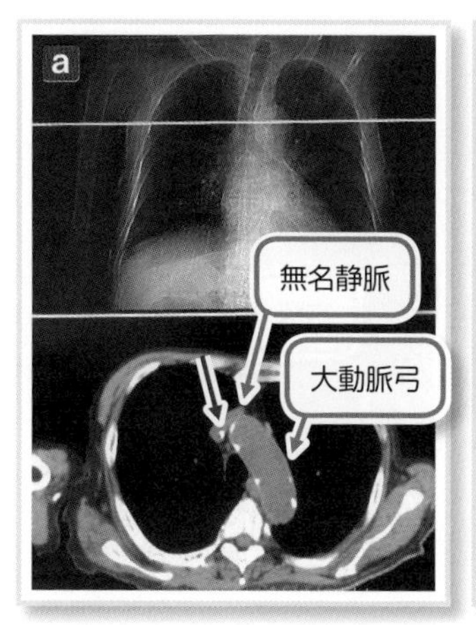

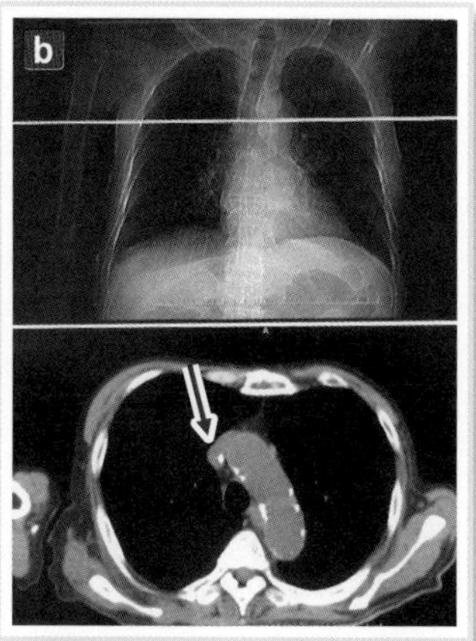

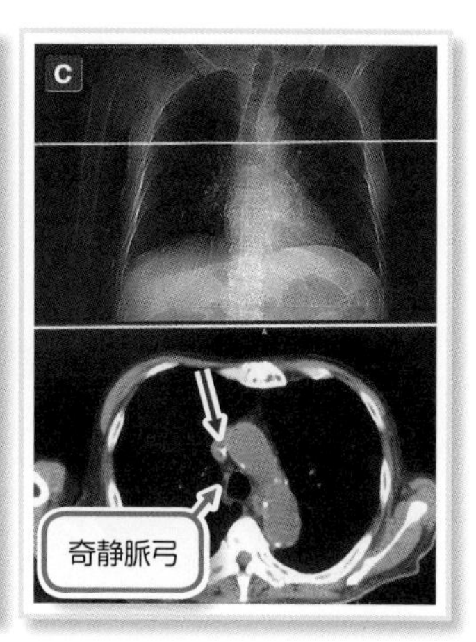

図6　無名静脈が上大静脈へ流入レベル

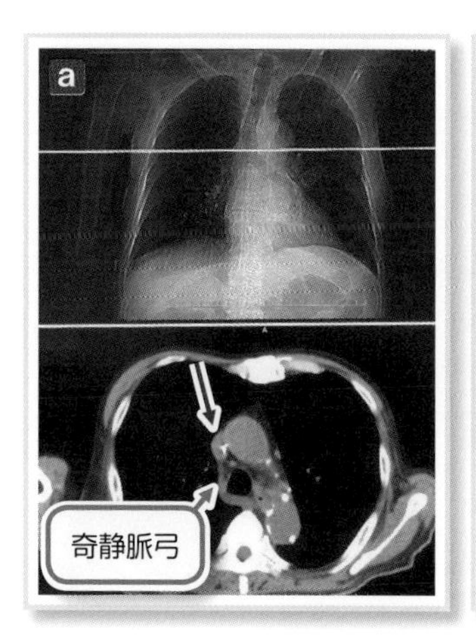

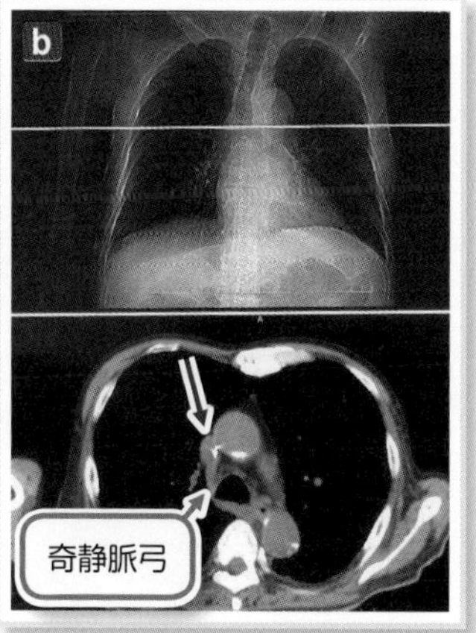

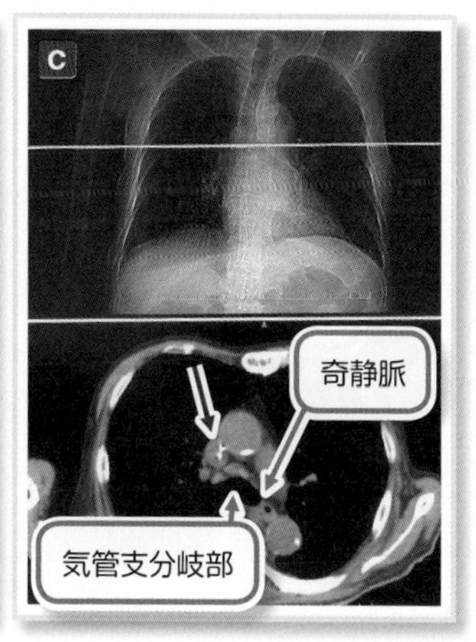

図7　奇静脈弓レベル

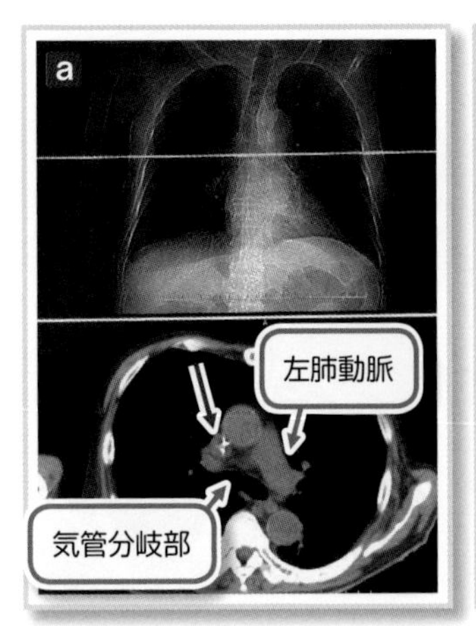

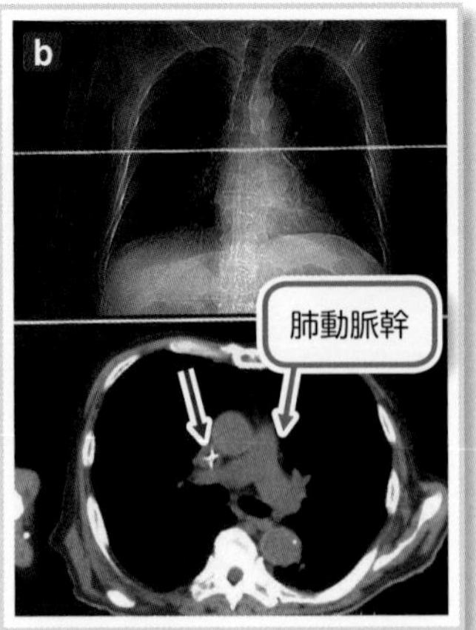

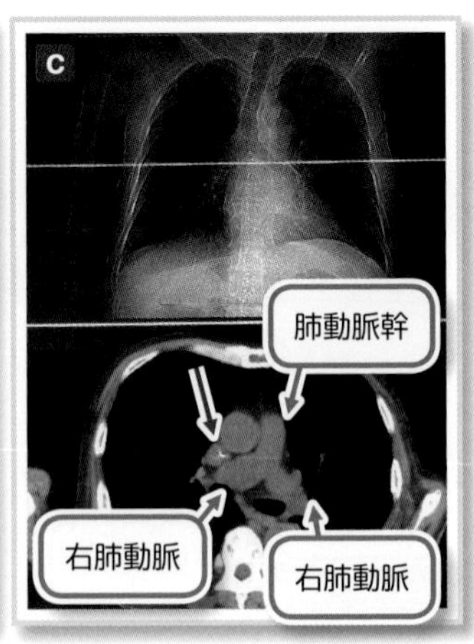

図8　気管支分岐部から肺動脈幹レベル

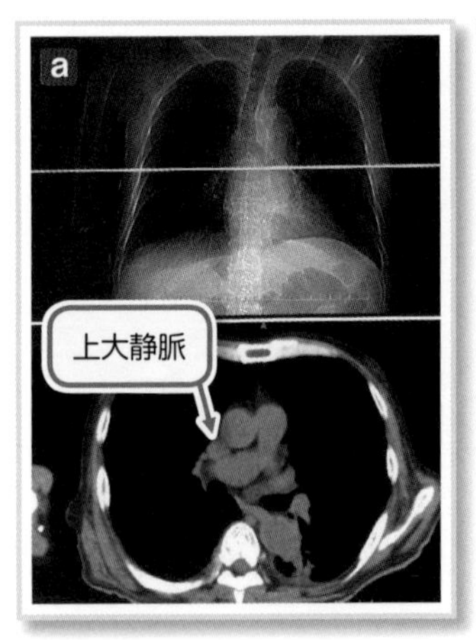

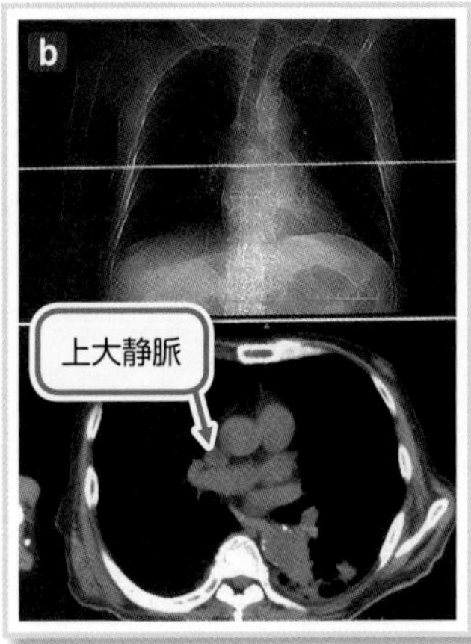

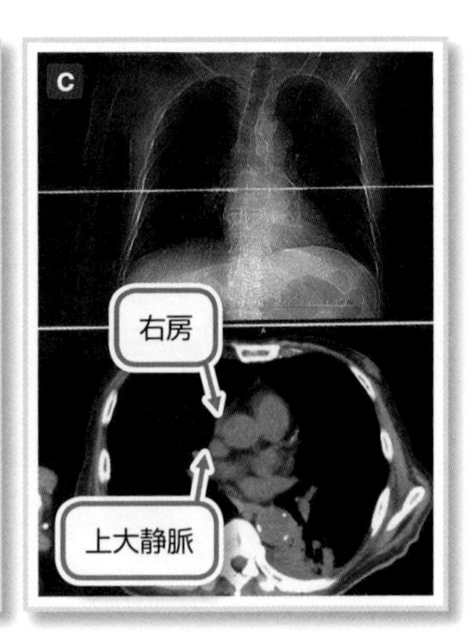

図9　心膜翻転部レベル

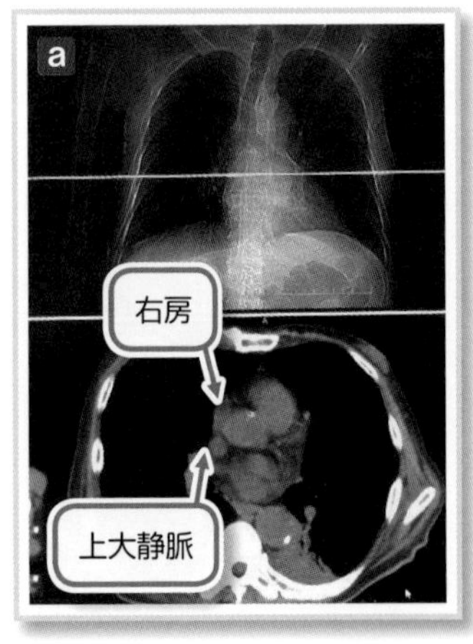

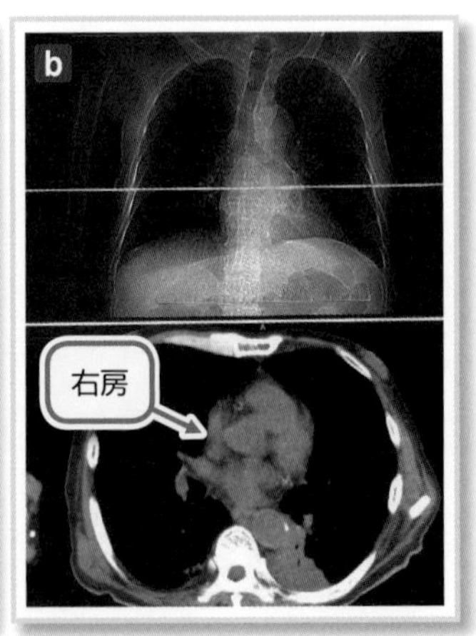

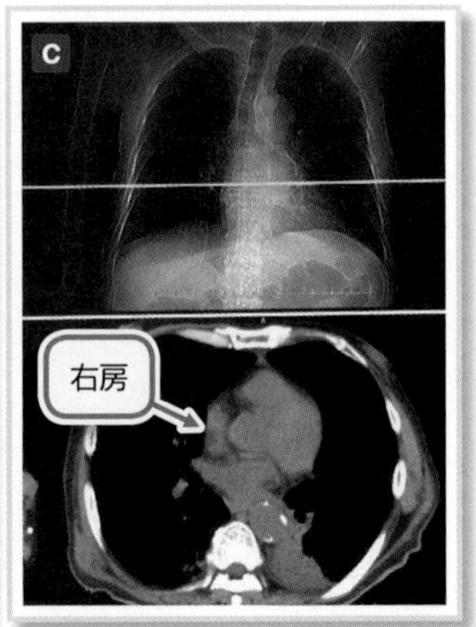

図10　心膜翻転部から右房，大動脈弁レベル

胸部X線写真とCT画像の位置関係はこのようになっています．CTも一緒に確認すれば，PICCの先端はどの位置がよいのかも，おおよその見当がつきます．

エコーを用いたPICC挿入中はもちろんのこと，PICC挿入後の胸部X線撮影でも実際に最適位置に留置されているかは100%ではありません．X線透視下で行っていないのであればなおさらです．CT画像とともにその理由を確認していきましょう．

略　語

日本語	略 語	外国語
末梢挿入式中心静脈カテーテル	PICC	Peripherally inserted Central Venous Catheter
中心静脈カテーテル	CVC	Central Venous Catheter
末梢静脈カテーテル	PVC	Peripheral Venous Catheter
中枢挿入式中心静脈カテーテル	CICC	Centrally inserted Central Venous Catheter
中心静脈	CV	Central Venous
中心静脈圧	CVP	Central Venous Pressure
中心静脈栄養	TPN	total parenteral nutrition
房室結節	A-V node	atrioventricular node
上大静脈心房接合部	CAJ	Cavoatrial Junction
メチシリン耐性黄色ブドウ球菌	MRSA	methicillin-resistant *Staphylococcus aureus*
深部静脈血栓症	DVT	deep vein thrombosis
中心静脈カテーテル関連血流感染症	CLABSI	Central Line Associated Bloodstream Infection
カテーテル関連血流感染症	CRBSI	Catheter-Related Blood stream Infection
マキシマル・バリアプリコーション（高度無菌防護予防策）	MBP	Maximal Sterile Barrier Precaution
集中治療室	ICU	intensive care unit
診療看護師	NP	Nurse Practitioner
米国疾病対策センター	CDC	Centers for Disease Control and Prevention
米国感染症学会	IDSA	Infectious Diseases Society of America
欧州臨床栄養代謝学会	ESPEN	European Society for Clinical Nutrition and Metabolism
米国IVR学会	SIR	Society of Interventional Radiology
米国輸液看護協会	INS	Infusion Nurses Society
米国医療の質改善研究所	IHI	The Institute for Healthcare Improvement
全米医療安全ネットワーク	NHSN	National Healthcare Safety Network

索 引

【外国語】

ArgyleTM PICC …… 61
ArgyleTM PICCキット …… 7
ArgyleTM PICCキットのカテーテル固定 …… 65
A-V node …… 93
CAJ …… 76, 80, 83
CDC …… 31
CICC …… 2, 5, 88, 123
CLABSI …… 32, 118
CRBSI …… 46, 85, 102, 104, 118
　―感染率 …… 85
　―の感染経路 …… 103
CTDI …… 29
CT画像 …… 29, 123, 127
CVC …… 1, 2, 5, 9, 31, 88, 116
　―の合併症 …… 89
CVP測定 …… 8
CVポート …… 2, 4, 5
depth …… 18, 45, 67
DLP …… 29
DVT …… 45
ECG法 …… 76
ESPEN …… 83
Forssmann …… 109
gain …… 17, 45, 67
Hoshal …… 109
ICU …… 85
IHI …… 85
INS …… 83
MBP …… 31, 46, 86
modified-Seldinger法 …… 52
MST …… 52
NHSN …… 118
NP …… 30, 74
over-the-wire方式 …… 52, 61
　―のエコーガイド下による穿刺 …… 63
　―のガイドワイヤ挿入 …… 63
　―のカテーテル先端位置 …… 64
　―のカテーテル挿入 …… 64
　―の穿刺点選択 …… 62
　―のダイレータ挿入 …… 63
　―のドレーピング …… 62
　―の滅菌器材の準備 …… 62
PICC …… 1, 2, 4, 5, 10, 22, 123
　―施行者 …… 75
　―挿入時の体位 …… 118
　―挿入時の必要物品 …… 47
　―挿入の特徴 …… 37
　―挿入の標的 …… 113
　―挿入方法の選択 …… 36
　―挿入前の準備 …… 44
　―デバイスの種類 …… 36
　―の実績 …… 74
　―の挿入場所 …… 36
　―迷入 …… 23, 39
　―留置期間中の管理方法 …… 85
　―留置後の発熱 …… 119
PVC …… 2, 3, 4, 9
P波 …… 77, 79
SIR …… 83
SonoSite SⅡ …… 15, 17
SonoSite X-Porte …… 15, 17
TPN …… 88
VAD …… 8
X線CT診断参考レベル …… 29
X線透視下 …… 23, 49, 54
　―でガイドワイヤ挿入 …… 51
　―でのover-the-wire方式 …… 62
　―のPICC挿入 …… 37
　―のPICC挿入注意点 …… 42
　―のPICC挿入手順 …… 72
　―のPICC挿入方法 …… 42
　―のガイドワイヤ挿入 …… 49
　―のカテーテル挿入 …… 54
　―のダイレータ挿入 …… 53
X線透視の先端位置確認 …… 58
Yセンサ …… 78
Zone A …… 40, 82
Zone B …… 40, 82
Zone C …… 40, 82

【あ】

明るさ調節……17
圧迫止血……121
アナフィラキシーショック……94
アルカリ性度……107
アレルギー……95
1％クロルヘキシジンアルコール製剤……68
遺残……95, 97
Ⅰ型アレルギー反応……94
医療安全管理……12
イントロデューサキット……67
右鎖骨下静脈……124
右心房上部……40
右内胸静脈……23
右腕……73
右腕頭静脈……124
腋窩静脈……39, 91
エコー……14
エコーガイド下PVC……4
エコーガイド下の穿刺……47, 49, 50
エコー画像……18, 50
エコー機器の種類……36
欧州臨床栄養代謝学会……83, 106
黄色ブドウ球菌……104
オーバーテーブル……67, 68
オープンエンド型カテーテル……7
汚染予防……44

【か】

介助者……46, 67, 70, 116
外側胸静脈……39
外側胸動脈……39
ガイドワイヤ……54, 114
　—操作……95
　—操作の注意……96
　—の血管内残存……95
　—の種類……36
　—の特徴……10
合併症……88, 90, 96, 102, 105
合併症対処……88, 90, 102
合併症防止……38
合併症予防……88, 90, 102
合併症率……75
カテーテル……115
　—関連血栓症……105
　—関連血流感染症……46, 102, 104, 118
　—キット……67
　—共通の注意点……7
　—径……45, 106
　—固定……59, 60
　—コネクタの接続……57
　—コネクタの装着……58
　—刺入部の選択……86
　—接合部の汚染……103, 104
　—先端位置……40, 41, 55, 82, 117
　—先端位置異常……98, 101
　—先端の迷入……101
　—の遺残……108
　—のカット……57
　—の材質……5
　—の最大注入速度……6, 7
　—の種類……4, 5
　—の先端形状……6
　—の特徴……5
　—の長さ調整……7
　—の反転……38
　—の分類……2
　—の閉塞……106
　—抜去……87, 121
　—迷入……36, 40, 117, 120
　—留置……90, 98
　—留置のリスク……100
カラードプラ……16, 18
カラードプラ画像……19
カルテ記録……61
患者誤認の防止……44
患者説明……61
患者の肢位……42
患者の情報収集……44
感染創……103, 104
完全皮下埋め込み式ポート付き中心静脈
　　カテーテル……2, 4, 9
機械的合併症……90
機械的閉塞……106
気管支分岐部……26, 126
利き腕……73
奇静脈……39, 40
奇静脈弓……25, 125
キシロカインショック……94
逆血……114, 117
逆血の確認……54, 55, 57, 64
胸部X線写真……38, 83, 97, 98, 117, 123, 127
　—の読影……22
胸腹壁静脈……39
局所麻酔……54

局所麻酔薬……94
金属針……50
金属留置針……92
菌の侵入……103
空気塞栓……97
駆血……45, 46
グローション®カテーテル……7, 52, 57
　—の開口部……8
クローズドエンド型カテーテル……7
クロルヘキシジン……86, 87
頸部血管……70
血液製剤……3
血管アクセス専門看護師……109
血管穿刺……50
血管選択(プレスキャン)……42, 45
血管造影剤……3
血管走行……38, 113
血管挿入の角度……114
血管損傷……38, 92
血管内心電図……76
血管内心電図波形……79
血管内留置カテーテル……2
血管描出……43
血行性拡散……103, 104
血栓……106
血流感染症……85
血流障害……105
高カロリー輸液……3
　—製剤……103
抗凝固薬……118
抗血小板薬……118
拘縮……118
較正……79
高度無菌防護予防策……31, 46, 86

【さ】

サーフロ型の静脈留置針……114
細菌……103, 104
再穿刺……92
鎖骨下静脈……22, 40, 124
左上腕……100
左腕……73
左腕頭静脈……40, 73, 100
　—合流部……40
酸性度……107
シース付きイントロデューサ……45, 52, 53, 116
自己(事故)抜去……108, 121
刺入部の消毒……87
磁場指標……76
シミュレーショントレーニング……112
シャーロック3CG……76, 77
　—のカテーテル挿入……79
　—のカテーテル留置……80
　—の基準留置位置……83
　—の準備……78
尺側皮静脈……90, 91
集中治療室……85
手指衛生……32, 86
出血……121
循環作動薬……3
常在菌……104
上大静脈……40, 100, 125
上大静脈右心房接合部……83
上大静脈心房接合部……76, 80
消毒薬……86
静脈炎……106, 108
　—スケール……107
静脈血採血……3
静脈穿刺……111, 114
静脈の血流速度……102
静脈ライン……3
上腕尺側皮静脈……18, 21, 45, 90
上腕静脈……46, 90, 91
上腕動脈……91
処置室……76
シリコン製カテーテル……6, 98
真菌性眼内炎……104
神経損傷……90
親水性潤滑コーティング……10
心タンポナーデ……98
心電図指標……76, 81
心電図電極リード……78
心電図波形……77
深部静脈血栓症……45
心膜翻転部……27, 126
診療看護師……30, 74
診療放射線技師……66
診療放射線技師法……30
スーチャウイング……59
スカウト画像……123
スタイレット……79, 80
　—除去……57
　—先端……76
　—の注意喚起……97
スタットロック®……59, 60
清潔操作……33

清潔野……33, 67, 117
正中神経……91
生理的食塩水……10
セルジンガー法……114
穿刺針……48, 50, 92
　—の角度……51
穿刺体位……42
穿刺点の選択……42, 43
穿刺部位の血管選択……90
穿刺部位の消毒……46
全米医療安全ネットワーク……118

【た】

体位作成……99
大動脈弓……24
体表心電図波形……79
タイムアウト用紙……89
ダイレータ……116
　—による血管損傷……91
　—の誤操作……92
　—の挿入……54
脱水……105
短軸像……42, 43, 50
単軸像……112
探触子……17
致死性不整脈……93, 96
中心静脈圧測定……3, 8
中心静脈栄養溶液……88
中心静脈カテーテル……1, 2, 5, 31, 88, 116
　—関連血流感染症……32, 118
中心静脈穿刺合併症……12
中心静脈ポート……5
中心静脈ライン……87
中心静脈ラインバンドル……86
中枢挿入式中心静脈カテーテル……2, 9, 123
肘正中皮静脈……91
超音波画像診断装置……15
超音波振動子……16
長軸像……42, 43, 112
鎮子圧迫……122
鎮静薬……3
鎮痛薬……3
デバイス……1
　—選択……8
電極テープ……78
透視室……30, 66, 76, 99
橈側皮静脈……45, 90, 91
動脈誤穿刺……18, 91, 92, 118
動脈内留置……92
投与薬剤の侵襲性評価……10
特定行為研修……88
ドレーピング……46
ドレッシング材……59, 87, 104
　—交換……32
　—の交換……87, 119
トンネル型中心静脈カテーテル……2, 4, 5, 9

【な】

内頸静脈……70
内頸静脈への迷入……37, 101
内頸静脈迷入を防ぐ体位……38
内側前腕皮神経……20, 21, 91
ニードルガイド……47
　—のサイズ……48
　—の装着方法……48
　—の使用……49
ニードルレスコネクタ……88
日本医療機能評価機構……95
日本麻酔科学会安全委員会……31

【は】

肺血栓塞栓症……105
配合変化……107
バイタルサイン測定……44
肺動脈幹……126
発熱……118
パワーPICC®……7, 77, 98
パワーPICC®のキット……53
非X線透視下……66, 76
　—のPICC挿入手順……72
　—のガイドワイヤ挿入……69
　—のカテーテル挿入……69
　—のカテーテル迷入……71
　—の穿刺体位……68
皮下出血……122
左無名静脈……73
非透視室……99
非トンネル型中心静脈カテーテル……2
非トンネル型中心動脈カテーテル……4
被覆……59
皮膚消毒……86
皮膚切開……54, 56
標的血管……42, 47, 49
標的血管の描出……46
表皮ブドウ球菌……104
深さ調節……18

不整脈……92
プラスチック外筒付き穿刺針……92, 93
プラスチックカニューレ針……50
フリーハンド……49, 50
プレスキャン(血管選択)……42, 45
プローブ(プローベ)……14, 42, 50
プローブ(プローベ)の種類……16
米国IVR学会……83
米国医療の質改善研究所……85
米国疾病対策センター……31
米国輸液看護協会……83
ベッドサイド……66, 76
　—のガイドワイヤ挿入……69
　—のカテーテル挿入……69
　—のカテーテル迷入……71
　—のセッティング……66
　—の穿刺部位消毒……68
　—の穿刺体位……68
　—モニタの装着……44
房室結節……92
放射線技師……30
防水シーツ……44
保健師助産師看護師法……88
ポビドンヨード……86, 87
ポリウレタン製カテーテル……6

【ま】

マーキング……45, 46
マキシマル・バリアプリコーション……31, 46, 86
マグネットトラッキング……79
マグネットナビゲーション……76
末梢静脈カテーテル……2, 3, 4, 10
末梢静脈ライン……111
末梢挿入式中心静脈カテーテル……2, 4, 9, 22
麻痺……118
右鎖骨下静脈……91
右内頸静脈……39
ミッドラインカテーテル……4, 116, 117
無菌操作……33, 102
無縫合固定……59, 60
無縫合固定具……104, 105
無名静脈……24, 125
メスの使い方……56
滅菌エコーゼリー……50
滅菌ガウン……31, 33
滅菌器材……46
滅菌手袋……31, 33
滅菌ドレープ……86
滅菌フィルムドレッシング材……60, 61
目盛り付きガイドワイヤ……61

【や】

薬剤……107
　—投与……3
輸液カテーテル管理……10
輸液製剤の汚染……103
輸液治療……3, 10
　—期間……3, 10
　—の教育基準……10, 11
　—の継続教育……10
輸液認定専門看護師……109
ヨードアルコール……68

【ら】

留置位置……101, 120
留置後の異常……120
ロックスリーブ……57
ロックスリーブの装着……58

【わ】

ワーキングスペース……44, 66
腕頭静脈……40

PICCの教科書

失敗しない！挿入から管理までのポイント

2021年 8月 1日 1版1刷

©2021

監修者　　編　者
いわ た みつなが　さか い ひろたか
岩田充永　酒井博崇

発行者
株式会社 南山堂　代表者 鈴木幹太
〒113-0034　東京都文京区湯島 4-1-11
TEL 代表 03-5689-7850　　www.nanzando.com

ISBN 978-4-525-50401-4

JCOPY <出版者著作権管理機構 委託出版物>

複製を行う場合はそのつど事前に(一社)出版者著作権管理機構(電話03-5244-5088, FAX 03-5244-5089, e-mail: info@jcopy.or.jp)の許諾を得るようお願いいたします.

本書の内容を無断で複製することは，著作権法上での例外を除き禁じられています. また，代行業者等の第三者に依頼してスキャニング，デジタルデータ化を行うことは認められておりません.